Titelbild:
Das Deutsche Krebsforschungszentrum Heidelberg (Betriebsendstufe) zum Zeitpunkt seiner Einweihung (25. September 1972)

Bauherr: Stiftung Deutsches Krebsforschungszentrum Heidelberg, Stiftung des Öffentlichen Rechts, Stiftungsbevollmächtigter: Prof. Dr. Dr. h. c. mult. K. H. Bauer

Stahlbetonkonstruktion in Ortbetonbauweise

Umbauter Raum	cbm	220000
Bruttogeschoßfläche	qm	53000
Nettonutzfläche	qm	26000
cbm/Arbeitsplatz		220
Baukosten nach DIN 276	DM	81500000,—
Kosten/Arbeitsplatz	DM	81500,—
Bauzeit		1969–1972

Deutsches Krebsforschungszentrum Heidelberg

Deutsches Krebsforschungszentrum Heidelberg

Einweihung 25. September 1972

Festansprachen und Glückwünsche

Herausgegeben von

Prof. K. H. Bauer
Stiftungsbevollmächtigter für den Bau der Betriebsendstufe / DKFZ

Prof. G. Wagner
Vorsitzender des Direktoriums / DKFZ

1973

Fotos:

Umschlagbild (farbig) BBC-Bild Mannheim.

Fotolabor/DKFZ (Frau UTE MEZLER)
Abb. 9, 12–15, 18–21, 24 und 25.

BALLARIN-Bild Heidelberg: Abb. 1–7, Abb. 11, 16, 17, 22 und 23.

LOSSEN-Luftbild Heidelberg Abb. 10, freigegeben durch Reg.- Präsidium Nordbaden Nr. 10/I 291.

ISBN 978-3-662-24275-9 ISBN 978-3-662-26388-4 (eBook)
DOI 10.1007/978-3-662-26388-4

Springer-Verlag Berlin Heidelberg (1973)

Vorwort

Aus Anlaß der Einweihung seiner »Bauendstufe« hatte das Deutsche Krebsforschungszentrum (DKFZ) seinen Gästen eine Begrüßungs-Festschrift*) zugeeignet. In ihr wurde – im Sinne der SCHOPENHAUERschen Grundeinteilung – darüber berichtet, was das Zentrum denn nun heute »*ist*«, gemessen an dem, wie es baulich, technisch und strukturell geworden ist, ferner darüber, was es »*hat*«, nämlich an Einrichtungen, Forschungsgeräten, Arbeitsprogrammen der einzelnen Institute usw.

Bei der Einweihungsfeier selbst ging es erstmals darum, zu erfahren, was das DKFZ »in der Meinung Anderer *vorstellt*«. Diese Vorstellung der »Außenstehenden« über den Status praesens des DKFZ und über seine Zukunftsaufgaben kam eindrucksvoll zum Ausdruck, zunächst in den Festansprachen der Bundes- bzw. Staatsminister, die politisch und aufsichtsbehördlich die Verantwortung bisher für Planung und Bau und künftig für Betrieb, Struktur und Fortentwicklung des Großforschungsinstituts tragen.

Niemand kann sich der großen Aussagekraft der Festansprachen des Herrn Ministerpräsidenten des Landes Baden-Württemberg Dr. FILBINGER, der Frau Bundesgesundheitsminister KÄTE STROBEL, des Herrn Bundesminister für Bildung und Wissenschaft Dr. KLAUS v. DOHNANYI und des Kultusminister des Landes Baden-Württemberg Prof. Dr. D. WILHELM HAHN entziehen.

Neue Aspekte zum heutigen Bilde des DKFZ in der Öffentlichkeit erbrachten weiterhin Grußworte von seiten der Universität und der Stadt Heidelberg, ganz besonders aber die Rede von Nobelpreisträger

*) Druck und Herstellung: DIETZ-Druck, Heidelberg, 1972.

Prof. Dr. ADOLF BUTENANDT, dem großen Förderer und Protektor des DKFZ.

Vier Repräsentanten internationaler wissenschaftlicher Organisationen rundeten schließlich das Gesamtbild des DKFZ am Tage seiner Einweihung ab.

Alle Festansprachen dokumentieren letztlich nachdrücklich, was man an forscherischem Einsatz und Leistung von dem an diesem Tage seiner Bestimmung übergebenen Deutschen Krebsforschungszentrum in aller Welt erwartet.

K. H. BAUER G. WAGNER

Festprogramm

Festmusik

W. A. Mozart

Klavierquartett Nr. 1 g-moll, KV 478
1. Satz: Allegro

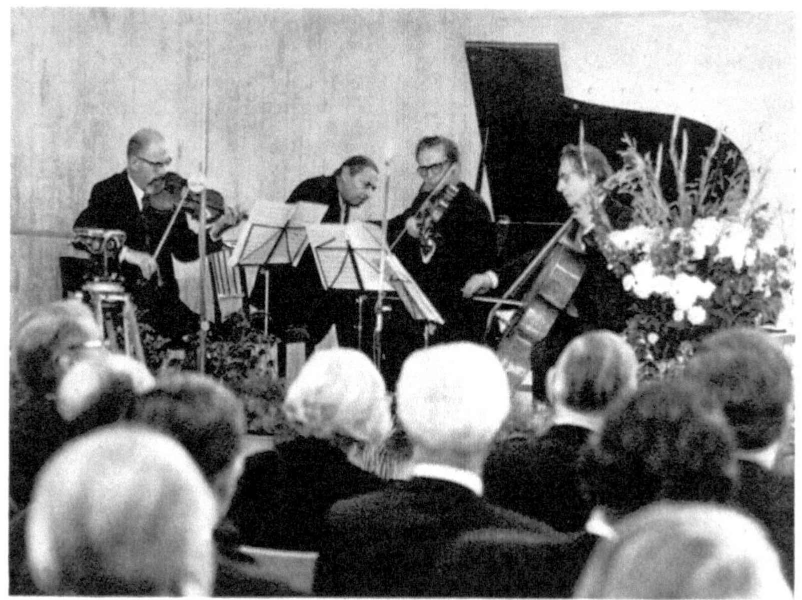

Abb. 1. Festliche Musik: Klavierquartett der Staatlichen Hochschule für Musik Freiburg.
(von links nach rechts: Prof. ULRICH GREHLING, Prof. CARL SEEMANN, Prof. ULRICH KOCH, Prof. ATIS TEICHMANIS)

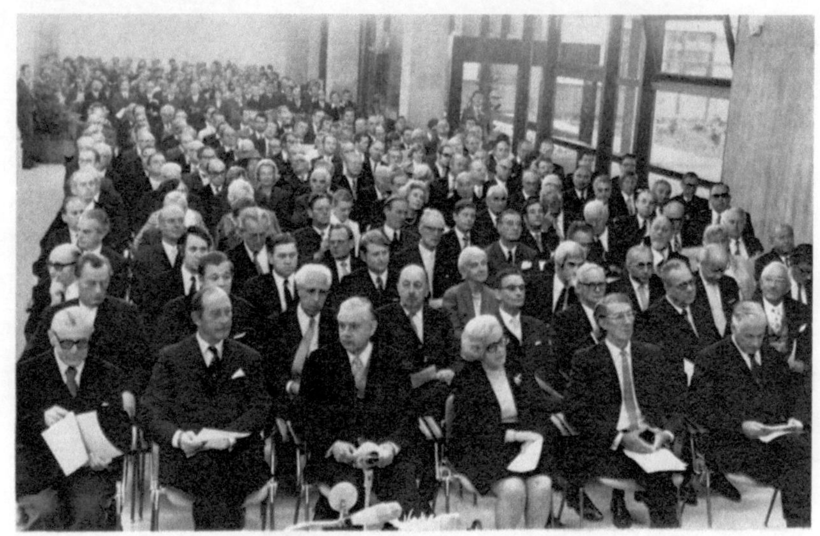

Abb. 2. Festversammlung in der Eingangshalle des Deutschen Krebsforschungszentrums.
(Erste Reihe von links nach rechts: Prof. K. H. BAUER, Ministerpräsident Dr. FILBINGER, Prof. WAGNER, Frau Bundesminister KÄTE STROBEL, Ministerialdirektor Dr. SCHEIDEMANN, Kultusminister Prof. HAHN)

Begrüßung)*

Prof. Dr. Dr. h. c. mult. K. H. Bauer

Stiftungsbevollmächtigter des Deutschen Krebsforschungszentrums

Herr Ministerpräsident Dr. FILBINGER!
Frau Bundesminister KÄTE STROBEL!
Meine Herren Minister, Abgeordneten, Präsidenten, Oberbürgermeister, Rektoren, Kanzler, Dekane und Kollegen!
Verehrte Festgäste!

Wissenschaftspolitisch ist unsere Feier offenbar ein wichtiges Ereignis: Es sprechen 4 Minister der Bundesrepublik, 4 Repräsentanten großer internationaler Organisationen; es hören zu: Kronzeugen der Entstehungsgeschichte und ganz heterogen Interessierte. Dieses Institut bedient sich vorwiegend der experimentellen Forschung, ist aber selbst ein großes Experiment. Ihrer Aller Teilnahme verleiht unserer heutigen Feier Würde und Gewicht. Darum als Erstes: Herzlich Dank für Ihr Kommen!

Wo noch vor wenigen Jahren Wiesen und Sportplätze sich ausbreiteten, ragt heute ein herrliches Bauwerk hoch in den Himmel. Es ist, als symbolisiere seine Größe die Größe seiner Bestimmung:

Forschung als Waffe gegen einen großen Feind!

Der Forschungsauftrag stellt jedoch nur den äußeren Anruf dar. Die

*) Mit Rücksicht auf die folgenden Redner leicht gekürzt vorgetragen.

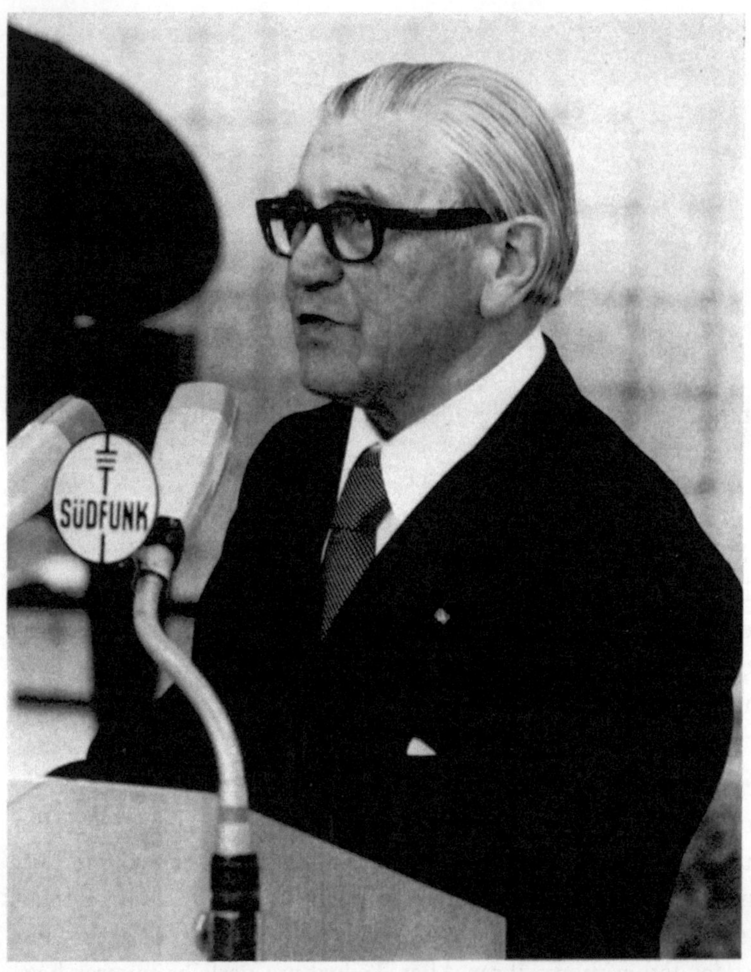

Abb. 3. Prof. K. H. BAUER (Stiftungsbevollmächtigter für den Bau der Betriebsendstufe des DKFZ) bei der Begrüßungsansprache.

Gewissensstimme der Institution ruft unüberhörbar nach Leistung *und* Bewährung.

Natürlich bin ich selbst tief bewegt, war es ja ein weiter Weg von Hinterzarten*) und seiner imperativen Forderung nach einem natio-

*) Näheres in der Festrede A. BUTENANDT S. 51ff.

nalen Krebsinstitut bis zur ersten und jetzt endgültigen Projektverwirklichung in Heidelberg. Es war aber nicht nur ein weiter, es war auch ein steiniger, ein steiler und immer hindernisbesäter Weg, der – auch an Abgründen vorbei – zunächst ins Ungewisse führte. Heute endlich ist das Ziel erreicht!

Einweihungsfeier ist gleich Ernte-*dank*-fest. Endlich können wir unseren Dank bezeugen. Endlich können wir mit LA BRUYÈRE ausrufen:

> »Es gibt auf der Welt kein schöneres Übermaß,
> als das Übermaß an Dankbarkeit«.

Solcherlei Dank verdienen natürlich Viele, Viele, – unter Allen vor allem aber jene, für die – nur ein Wort ist variiert! – der Satz HERAKLITS gilt:

> »Einer gilt mir für Tausend, wenn er der Erste ist«.

An erster Stelle steht – nach Zeit und Autorität – ADOLF BUTENANDT. Seit Hinterzarten ist er für uns der primus spiritus rector et protector summus et perpetuus.

Sodann GERHARD HESS! Als Präsident der Deutschen Forschungsgemeinschaft war er kraft Amtes und par coeur der Promotor I des Konzeptes und schließlich der Mann, der – aus 5 Bewerber-Universitäten – das Projekt nach Heidelberg vergab und in seiner weiteren Fürsorge nie erlahmte.

Ein weiterer Wegbereiter war WOLFGANG BARGMANN, damals Präsident der Wissenschafts-Kommission des Wissenschaftsrates. Von ihm stammt die Festlegung »Schwerpunkt Krebsforschung – Heidelberg« und die Aufgabenerweiterung »überregional«.

In Heidelberg wurde der Jurist HANS SCHNEIDER, zugleich Gründungsmitglied der »Senatskommission für die Errichtung des Krebsforschungszentrums«, zugleich Anreger und geistiger Vater des gleichnamigen Vereins. Senatskommission und Verein fuhren fortan »zweigeleisig« mit dem Effekt hoher Anpassungskraft und unkonventionell schneller Hilfe. SCHNEIDER lieferte auch die ersten Stiftungs- und Statutenentwürfe. Als Vorstandsmitglied des »Vereins« war SCHNEIDER schließlich Mitunterzeichner aller Erstverträge für die Betriebsstufe I, für die der Verein als »Bauherr« zeichnete.

Der Erste, der als Großspender unserem »Verein« erst zur vollen Aktivitätsentfaltung verhalf, war der (damals) Mannheimer Unternehmer Dr. Kurt Lotz. An ihm bewährte sich der Satz »Wer vorausleuchtet, findet Gefolgsleute«.

Der Erste, der in Stuttgart nach einer Periode mancher Rivalitäten und Verzögerungen – wie er selbst sagte – »durch harte Entscheidungen« die endgültige Wende erzwang und zugleich scharf »aufs Tempo drückte«, war Kultusminister Prof. Dr. Gerhard Storz. Wir bedauern sehr, daß er, durch ausländischen Besuch abgehalten, kurzfristig absagen mußte.

Durch Minister Storz wurden in Stuttgart zugleich Aktivisten auf den Plan gerufen: Der neue Leiter der Unterrichtsabteilung, Ministerialdirigent Dr. Heinz Autenrieth, wurde zur zentralen Figur der nunmehr schnellen Vorwärtsentwicklung. Die pupillenklar vertrauensvolle Zusammenarbeit mit ihm und durch ihn zugleich mit Prof. Linde, dem Hochschul-Neu-Erbauer des Landes, und mit dem gesetzesstrengen, aber immer warmherzig helfenden Ministerialrat Dr. Boulanger erbrachte den nunmehr durch nichts mehr aufzuhaltenden Durchbruch zur konsequenten Verwirklichung des Heidelberger Projektes, nicht zu vergessen unter kampferprobter Mitwirkung von Ministerialrat Roesinger, dem Hochschul-Enzyklopädisten unseres Landes.

In Stuttgart lieferte aber auch die Opposition im Landtag einen Erstbeitrag hohen Ranges. Der spätere Bundesfinanzminister Dr. Alex Möller, damals SPD-Chef, brachte im Plenum den entscheidenden Initiativantrag und im Haushaltsausschuß die erste Planungsrate durch. So ist er zum ersten parlamentarischen Förderer des DKFZ geworden und dies auch als Heidelberger Bundestagsabgeordneter bis heute geblieben.

Wir brauchten aber auch noch von dritter Seite wirksame Hilfe: Wie für ein noch nicht gesichertes Institut für Krebsstatistik den erstrebten Wissenschaftler – hier Prof. Wagner – gewinnen, wenn das entscheidende Instrument, eine Datenverarbeitungsanlage, fehlt? Hier war es Prof. Dr. CARL WURSTER, der bei der Volkswagenstiftung für den Verein die erste Millionen-Spende erwirkte. Die Computer-Schenkung von seiten des Vereins ermöglichte die Gründung des Instituts, welches heute mit seinem neuen Großcomputer als eines der modernst eingerichteten der Welt gelten darf.

Sie werden fragen: »– und Bonn?« Die erste Brücke schlug BARGMANN via Wissenschaftsrat. Die ersten Kontakte mit Stuttgart gingen von Ministerialdirigent Dr. AUTENRIETH aus. Die erste offizielle Begegnung zwischen Bundesgesundheitsministerium und DKFZ erfolgte am 23. April 1963 in Heidelberg. Wir bestanden das Examen non rigorosum durch Staatssekretär Dr. BARGATZKY und den späteren Ministerialdirigenten Dr. ATTENBERGER. Die Atmosphäre war sofort die beste. Dank der warmherzigen Fürsorge von Frau Bundesminister Dr. SCHWARZHAUPT und der Allround-Hilfe von Ministerialdirektor Prof. Dr. STRALAU erreichten wir alles Erstrebte. Von Frau Bundesminister KÄTE STROBEL glaubt das DKFZ ihren 5 Besuchen nach schließen zu dürfen, eines ihrer besonders verwöhnten Kinder zu sein.

Auch der gründungsfreudige Altbundeskanzler Dr. KURT GEORG KIESINGER hat seine Priorität. Als er als Ministerpräsident die provisorische Stufe I einweihte, wurde er darauf angesprochen, daß die »endgültige Stufe unverzüglich begonnen werden« müsse. Schlagfertig antwortete er: »Unverzüglich heißt in der Rechtssprache ohne schuldhaftes Zögern«. Er versprach dies sofort für das Land. Es war dies – gleich von höchster Stelle – die erste feste Zusage für die Stufe II. Deren Planung wurde sogleich in Gang gesetzt.

Der Ruhm, das Problem der akademischen Stellung der DKFZ-Wissenschaftler als erster angepackt und gleich gelöst zu haben, gebührt WILHELM DOERR, unserem Pathologen. Als »Senatsbeauftragter der Universität für das DKFZ« gelang DOERR die Eingliederung der Direktoren als Ordinarien in die Fakultäten, und zwar mit vollem Promotions- und Habilitationsrecht bei geringen Unterrichts-Verpflichtungen und weitgehender Freistellung von den Prüfungslasten.

Auch unser Architekt Professor Erwin Heinle ist von Anfang an neue Wege gegangen: Unseren Vorschlag, zunächst eine Betriebsstufe I zu bauen, setzte er durch das Bauen an 5 Baustellen zugleich und durch die Aufstellung von »vorgefertigten Häusern in Leichtbauweise« in die Tat um, und dies in der Rekordzeit von 8 Monaten! Wohl mußte bei der Baustufe II nach den strengsten Regeln behördlicher Baubestimmungen gebaut werden, doch ging auch hier Prof. Heinle mit seinen Mitarbeitern Architekt Steffen, Ingenieur Ezernieks u.a. vielfach neue Wege. Die Festschrift berichtet darüber. Was Wunder, daß »unser« Architekt, vorher schon Erbauer des Stuttgarter Landtagsgebäudes, dann der beiden Krebsforschungsinstitute, ferner der Universitäten Köln und Regensburg und des Olympia-Dorfes der Männer, längst hohen internationalen Ruhmes sich erfreut!

Was aber wären Bauherr und Architekt ohne jene Männer, denen die Staatsregie die örtlich-baubehördliche Verantwortung übertrug: Die Gesamtplanung städtebaulich und universitätsbezogen, die Aufgabenabgrenzung zwischen Architekten, Fachingenieuren und Baufirmen, die Vorbereitung und Abwicklung der zahllosen Verträge und Aufträge, zugleich alle Rationalisierung und Terminplanung samt Rechnungs- und Zahlungswesen.

Die Herren Reg.-Oberbaudirektor Werkle, vornehmlich in der Anfangszeit, und Reg.-Baudirektor Kropp, hauptsächlich in der Zeit der Betriebsendstufe, sind die Männer, die das Gesamträderwerk solch' riesigen Baugeschehens und das Ineinandergreifen mit den Baugesetzen etc. an Ort und Stelle verantwortlich in Gang hielten und halten.

Hier gilt das Wort: Echte Dankbarkeit kennt keine Grenzen und braucht keine langen Worte. Die immer wechselseitig wachsame, immerdar reibungslose, voll harmonische Zusammenarbeit ist mir durch lange 10 Jahre das schönste Erlebnis gewesen und geblieben. Aber auch die Heidelberger und die Fremden sollten sich immer bewußt sein: Diese beiden Männer haben zusammen mit ihrem vortrefflichen Mitarbeiterstab die neue Skyline von Heidelberg nach Westen für alle weitere Zukunft ganz wesentlich mitgeprägt.

Nun bin ich mit unseren 14 Nothelfern, alles Helfer der jeweils ersten Stunde, zu Ende. Die meisten sind mir auch persönliche Freunde geworden. Im Alter ein wahrer Reichtum!

Nicht als ob ich die neuen Möglichkeiten durch das Bundeswissenschaftsministerium nicht mit brennendem Interesse verfolgte; es ist aber verständlich, daß ich, mehr vergangenheitsgebunden, zumeist von Heidelberg und Stuttgart sprach. Herr WAGNER, ganz der Zukunft verpflichtet, wird um so stärker Ihre Blicke auf Bonn und Bund richten.

Ich persönlich habe dem Lande für etwas ganz Außergewöhnliches zu danken: Es hat mich nach meiner Ent-pflichtung nochmals neu in Pflicht genommen.

Das Land Baden-Württemberg darf stolz sein auf sein jüngstes, auf Zuwachs der Forschung gebautes und hochmodernes Großforschungsinstitut. Das Land hat primär alle Risiken auf sich genommen, niemals Begrenzungen verfügt und immer so gebaut, wie es die Sache erforderte.

Wuchs das Institut mit den Forderungen seiner Forscher allmählich auch über des Landes Leistungsgrenzen hinaus: Gründungs- und Sitzland bleibt immerdar Baden-Württemberg und damit für immer die Geburts-Heimat des DKFZ Heidelberg.

Dr. Hans Filbinger

Ministerpräsident des Landes Baden-Württemberg

Sehr verehrte festliche Versammlung!

Aus Ihren Worten, sehr verehrter, lieber Herr Professor BAUER, sprach Stolz und ich glaube, daß Sie diesen auch zu Recht empfinden. Die heutige Einweihung des Deutschen Krebsforschungszentrums ist für unser Land ein bedeutendes Ereignis. Bis in die Mitte der 50er Jahre gehen die Anfänge dieses Forschungszentrums zurück und heute kann nun das sicher modernste Krebsforschungsinstitut der Welt seiner Bestimmung übergeben werden. Jedermann weiß, daß Ihnen, sehr verehrter, lieber Herr Professor BAUER, an diesem Werk ungewöhnliche Verdienste zukommen. Sie waren die treibende Kraft. Sie haben bewiesen, was eine einzelne Persönlichkeit auch in unserer heutigen technisierten Welt noch vermag, wenn sie menschliche und fachliche Autorität, die Leidenschaft des Wissenschaftlers sowie Dynamik und Ausdauer besitzt. Mir ist kein Fall bekannt, der diesem vergleichbar wäre. Mit 72 Jahren haben Sie als berühmter Chirurg Ihre Klinik abgegeben, im gleichen Augenblick aber sich ganz der neuen Aufgabe gestellt. Mit unermüdlicher Energie haben Sie 14 Jahre lang dieses Projekt vorwärts getrieben. Heute, am Tage vor Ihrem 82. Geburtstag, ist es vollendet. Aber dieser Tag bedeutet keinen Abschied; Sie setzen das Werk fort. Unsere guten Wünsche begleiten Sie. Zum Zeichen unseres Dankes haben Sie die höchsten Auszeichnungen

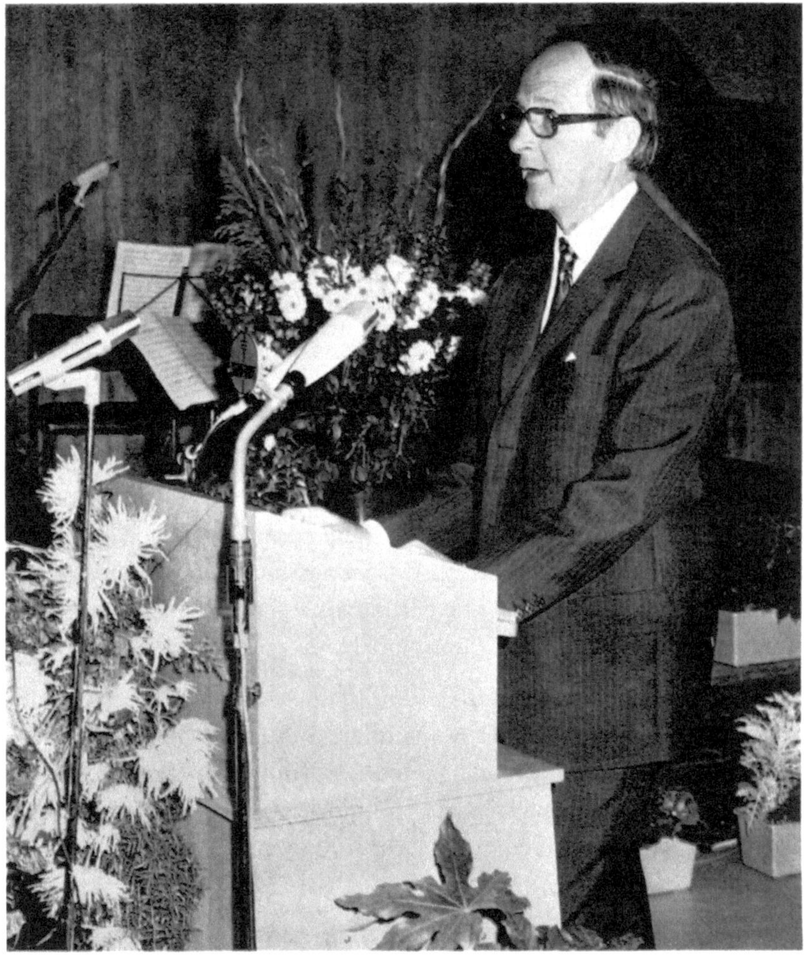

Abb. 4. Ministerpräsident Dr. HANS FILBINGER eröffnet für das Land Baden-Württemberg die Reihe der Festansprachen.

empfangen. – Wichtiger als dieser Dank – und darin erweisen Sie sich als der echte Forscher und Arzt – ist Ihnen freilich die Wirkung, die von diesem Zentrum auf die medizinische Wissenschaft und ihren Kampf gegen den Krebs ausgehen wird.

Das Land Baden-Württemberg hat die Notwendigkeit eines großen Krebsforschungszentrums früh erkannt. Was mit privaten Mitteln begonnen worden war, ging in die Sorge der öffentlichen Hand über. Vor knapp 10 Jahren, im Dezember 1962, entschied sich der Ministerrat für diesen Weg. Bund und Land haben die Baukosten getragen und dabei – so meine ich – ein gutes Beispiel für eine Zusammenarbeit im föderalistischen Staat gegeben. Das Land hat sich bereits seither in hohem Maße beteiligt und ist auch bereit, künftig seinen Anteil zu tragen, das Forschungszentrum nach Kräften zu fördern. Nur sind die Mittel des Landes durch seine schlechte Finanzausstattung und durch seine außerordentlich hohen Belastungen gerade auf dem Gebiet von Bildung und Wissenschaft eng begrenzt. Unser Land gibt in diesem Jahre ca. 4,6 Milliarden DM und damit fast ein Drittel seines gesamten Haushalts für Bildung und Wissenschaft aus. Es unterhält 9 Universitäten und bildet 20% Studenten mehr aus, als seinem Bevölkerungsanteil im Bundesgebiet entspricht. Damit ist die Grenze unserer Leistungsfähigkeit erreicht. Deshalb meine Bitte an den Bund: Erkennen Sie das Deutsche Krebsforschungszentrum Heidelberg als Großforschungszentrum an mit der daraus folgenden Aufteilung der laufenden Kosten zwischen Bund und Land.

Der Krebs, meine Damen und Herren, ist eine der schrecklichsten und heimtückischsten Geißeln der Menschheit. Von den heute ca. 60 Millionen Bundesbürgern werden zwar ca. 6 Millionen vom Krebs geheilt werden, aber wenigstens 12 Millionen werden dem Krebs erliegen. So lauten die Prognosen, die uns zur Gegenwehr herausfordern.

Hinter diesen Zahlen stehen menschliche Schicksale, aber auch harte volkswirtschaftliche Fakten. Und Sie selbst, Herr Professor BAUER, haben es ausgesprochen: Die Krebsnot ist so groß, daß sie jeden Einsatz rechtfertigt.

Vor allem den Ursachen des Krebses muß man auf den Leib rücken. Dabei ist der Zusammenhang zwischen Krebserregung und Umweltverschmutzung unserer Bevölkerung noch viel zu wenig bekannt. Der Gesetzgeber hat mit einer Reihe von Maßnahmen eingegriffen, insbesondere zur Reinhaltung der Luft und des Wassers, zum Schutz der Lebensmittel. Hier liegen noch große und noch sehr kostspielige Aufgaben vor uns. Wir stellen uns diesen Aufgaben, weisen aber darauf hin, daß Länder und Gemeinden schon seit Jahren unter großen finanziellen Opfern alle ihnen möglichen Anstrengungen für den Umweltschutz unternehmen. – Gerade wegen des Zusammenhangs zwischen Krebsverhütung und Umweltschutz ist es sehr zu begrüßen, daß hier in diesem Hause eine Arbeitsgruppe »Carcinogene der Umwelt« besteht, der wir eine breite Wirkung wünschen.

Es ist kein Zufall, meine Damen und Herren, daß dieses Krebsforschungszentrum gerade in Heidelberg angesiedelt wurde. Denn wir glauben, daß hier wegen der Nähe der medizinischen Fakultät einer hochberühmten Universität ideale Voraussetzungen gegeben sind. Diese Universität wird vom Lande unter gewaltigen Anstrengungen ausgebaut. Den Beweis dafür haben Sie hier auf dem Neuenheimer Feld sichtbar vor Augen. Hier sind die medizinisch-theoretischen Institute im Bau und westlich von diesen ist der Neubau des Gesamtklinikums geplant. Im Norden dieses Hochschulgebietes stehen die Neubauten für die Pädagogische Hochschule, der 2. Bauabschnitt des Bundesleistungszentrums und der Neubau des Heizwerks vor der Fertigstellung. Mit dem Neubau einer Mensa soll im nächsten Jahr begonnen werden. – In diesem Hochschulgebiet, das überwiegend der Medizin vorbehalten ist, hat nun der Neubau des Deutschen Krebsforschungszentrums seinen Platz gefunden. Der Kontakt zwischen dem Krebsforschungszentrum und der Universität ist jedoch nicht nur räumlich sehr eng. Vielmehr besteht auch eine sehr wichtige personelle Verzahnung.

Bei der Einweihung der ersten Betriebsstufe im Jahre 1964 hat der damalige Heidelberger Rektor gesagt, das Krebsforschungszentrum sei zwar kein leibliches Kind der Ruperto Carola, die Universität könne sich aber zu den Geburtshelfern und Paten der neuen Einrichtung zählen. Dabei liege ihr nichts ferner, als Eifersucht darüber zu empfinden, daß hier eine von ihr unabhängige wissenschaftliche Institution heranwachse.

Hierin steckt die Erkenntnis, daß unsere Universitäten kaum mehr in der Lage sind, Großforschung zu betreiben. Denn der heutigen Massenuniversität, die mit dem Numerus clausus zu kämpfen hat,

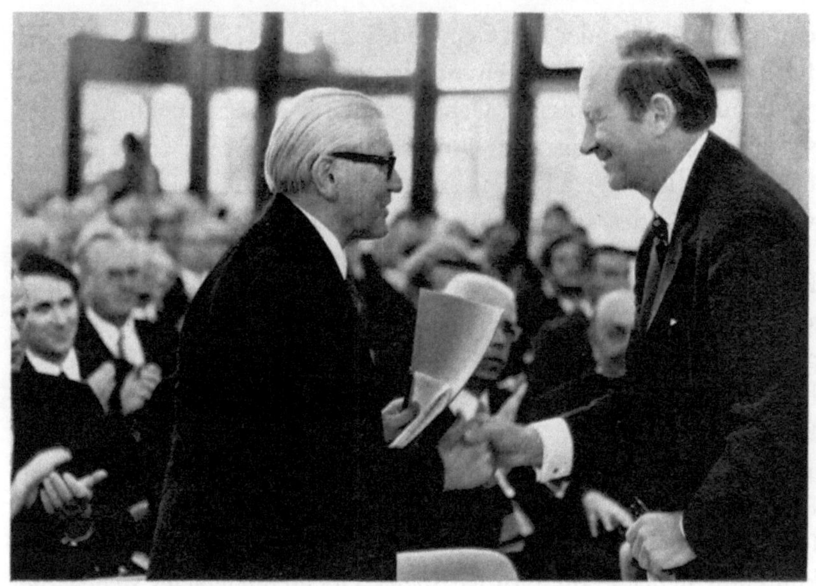

Abb. 5. Prof. K. H. BAUER dankt Ministerpräsident Dr. FILBINGER.

wird eine so umfangreiche Lehrtätigkeit abverlangt, daß die Forschung zwangsläufig zurückgedrängt wird.

Diese Tendenz wird sich vielleicht sogar noch verstärken, wenn nun das Studienjahr an den Universitäten und damit eine weitere Ausdehnung der Lehrtätigkeit erprobt werden soll. Auch aus diesen Gründen ist die Errichtung großer Forschungszentren eine absolute Notwendigkeit. Diese bieten vor allem den Vorteil, daß in ihnen eine äußerste wissenschaftliche Spezialisierung, aber auch eine Zusammenführung, eine Synthese der wissenschaftlichen Ergebnisse möglich ist.

Der früher außergewöhnliche Rang der deutschen Forschung hat Einbußen erlitten und die mannigfachen Gründe dafür sind bekannt. Hier sind gewaltige Anstrengungen nötig und es ist erfreulich, daß die Bundesrepublik mit ihren Ausgaben für Forschung und Entwicklung wenigstens unter den westeuropäischen Ländern eine gute Figur macht und zudem der Anteil der Wissenschaftsausgaben am Bruttosozialprodukt leicht im Steigen begriffen ist. Die Länder sind bereit, im Rahmen ihrer Möglichkeiten an dieser wichtigen Aufgabe mitzuwirken. Wichtig ist aber auch der bedeutende Anteil, den unsere Wirtschaft an der Durchführung und Finanzierung von Forschungsvorhaben hat.

Meine Damen und Herren, hochgesteckte Erwartungen begleiten die Arbeit des Krebsforschungszentrums. Allen seinen Mitarbeitern wünsche ich viel Glück bei ihrer wichtigen Aufgabe. Von Ihnen selbst hängt der Erfolg ab, denn jede Forschungseinrichtung ist so gut wie die Forscher, die in ihr arbeiten. Ihnen ist ein hohes Ziel gesetzt. In einer für die Menschheit entscheidenden Schlacht stehen Sie an vorderster Front. Unser Land wird Ihnen nach Kräften helfen. Möge der Erfolg Ihre Arbeit krönen! Möge von diesem Forschungszentrum ein weithin spürbarer Impuls ausgehen auf die Krebsforschung in der ganzen Welt, zum Segen aller Menschen!

Frau Käte Strobel

Bundesminister für Jugend, Familie und Gesundheit

Bundeskanzler Willy Brandt hat mich gebeten, Ihnen bei der heutigen endgültigen Einweihung des Deutschen Krebsforschungszentrums seine besondere Hochachtung für Ihre Arbeit im Dienste der Menschen auszusprechen und seine und der Regierung Grüße und Wünsche zu überbringen. Sie wissen, daß Bundeskanzler Brandt die Bedeutung der Forschung für die Menschen und für unser Vaterland immer richtig, d.h. sehr hoch eingeordnet hat. Dabei nimmt die Krebsforschung als Voraussetzung für eine erfolgreiche Krebsbekämpfung einen besonderen Rang ein. Umso mehr bedauert es Bundeskanzler Willy Brandt, daß es ihm heute nicht möglich ist, hier zu sein, wenn das Deutsche Krebsforschungszentrum nach Jahren des Aufbaues und Ausbaues unter großen finanziellen Anstrengungen von Bund und Ländern und durch die hervorragenden Leistungen der in ihm tätigen Wissenschaftler und ihrer Helfer, endgültig seiner Bestimmung übergeben wird. Mit der Errichtung dieses Gebäudes ist der Ausbau des Deutschen Krebsforschungszentrums abgeschlossen. Damit ist der entscheidende Schritt getan, um der Krebsforschung in der Bundesrepublik die Arbeitsmöglichkeiten zu bieten, die für die Forschung an dieser Geißel der Menschheit erforderlich sind.

Wir wissen, daß dieses Werk ohne die unablässige Energie, ohne das ständige Bohren und Mahnen seiner Schöpfer und Mitarbeiter, ohne Ihre jahrzehntelange Arbeit, Herr Professor Bauer, und Ihren unermüdlichen Einsatz nicht möglich gewesen wäre. Deshalb darf ich diese Gelegenheit benutzen, um Ihnen, sehr verehrter Herr Professor Bauer, als Initiator und Stiftungsbevollmächtigtem des Deutschen Krebsforschungszentrums noch einmal den Dank des Herrn Bundeskanzlers Willy Brandt und der Bundesregierung für Ihr Wirken für die Krebsforschung und in der Krebsforschung und -bekämpfung auszusprechen. Ihr Name wird mit der deutschen Krebsforschung immer verbunden sein. Ich möchte auch danken, Ihnen und allen

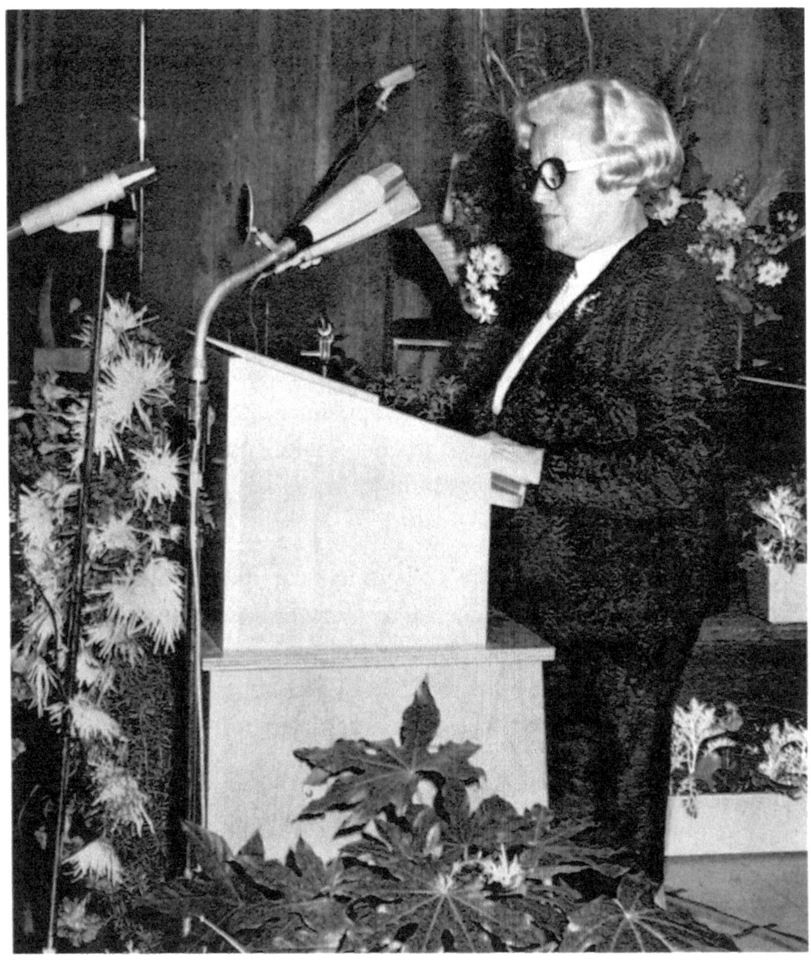

Abb. 6. Frau Bundesminister Käte Strobel überbringt die Grüße und Glückwünsche des Bundeskanzlers Willy Brandt und der Bundesregierung.

Beteiligten, im Namen der Millionen Menschen, die auf den Erfolg Ihrer Arbeit hoffen, um von der Angst und Sorge vor einer immer noch weithin rätselvollen Krankheit befreit zu werden.

Und nicht zuletzt will ich danken im Namen einer Reihe von Bundestagsabgeordneten. Sie haben uns in einer Zeit, in der es noch nicht überall auf Verständnis gestoßen ist (ich denke an die 50er Jahre) ermutigt, den Kampf gegen die cancerogenen Stoffe in der Nahrung, in den Genußmitteln, in der Umwelt des Menschen auch im Deutschen Bundestag durch die Gesetzgebung aufzunehmen und durchzusetzen. Ich selbst habe mir immer wieder gerade von den heute in diesem Institut arbeitenden Wissenschaftlern, vor allem von Ihnen, Herr Professor BAUER, die Grundlagen geholt, die notwendig waren und sind, um andere zu überzeugen, daß der Kampf gegen den Krebs die Ausschaltung seiner Ursachen verlangt, wo und soweit sie uns – dank der Forschung – bekannt sind.

Wenn ich an solche Initiativen im Deutschen Bundestag – in der Aufklärung der Menschen – heute erinnere, dann nur, um darauf hinzuweisen, daß sich hier ohne viel Aufhebens eine Zusammenarbeit von Wissenschaft und Politik vollzogen hat, für die ich auch als Beteiligte aus der Politik zu danken habe.

Als Gesundheitsminister möchte ich betonen, daß die Zusammenarbeit zwischen uns und dem Deutschen Krebsforschungszentrum sehr eng ist. Zwei Abteilungsleiter des Bundesministeriums für Jugend, Familie und Gesundheit gewährleisten als Vertreter meines Hauses im Kuratorium des Deutschen Krebsforschungszentrums den ständigen Kontakt. Sicher gab es in dieser ganzen langen Zeit auch immer wieder einmal kritische Situationen und unterschiedliche Auffassungen über bestimmte Fragen. Aber dies muß nicht bremsend, dies kann durchaus fördernd wirken.

Nachdem das Zentrum mit dem Einzug in die neuen Gebäude seine endgültige äußere Gestalt gefunden hat, wird es darauf ankommen, dieser Forschungsstätte auch die innere Struktur zu geben, die unter weitgehender Berücksichtigung der Interessen aller Beteiligten eine erfolgreiche Arbeit ermöglicht.

Der Kampf gegen den Krebs läuft auf vielen Ebenen und Fronten. Ich erinnere an die Zentren in Lyon und in Essen, aber auch an die Krebsregister, die in mehreren Bundesländern geführt werden, sowie an die bereits erwähnten legislativen Initiativen der Bundesregierung und – wenn ich bis in die 50er Jahre zurückgehe – der weiblichen Bundestagsabgeordneten.

Sie werden – so hoffe ich – verstehen, daß ich zum Schluß noch daran erinnern will, daß wir seit Juli 1971 Früherkennungsuntersuchungen des weiblichen und männlichen Unterleibskrebses und des weiblichen Brustkrebses als Pflichtleistung der Krankenkassen haben und daß davon leider immer noch viel zu wenig Gebrauch gemacht wird. Ich möchte deshalb auch heute von dieser Stelle aus alle Frauen und Männer auffordern, rechtzeitig zur Krebsvorsorgeuntersuchung zu gehen. Schon vielen Menschen ist durch die rechtzeitige Erkennung und Behandlung des Krebses Leben geschenkt und Leid und Schmerz erspart worden.

Es ist das Bestreben der Bundesregierung, praktikable Möglichkeiten für die Einführung von Früherkennungsuntersuchungen weiterer Krebsformen für die gesamte Bevölkerung zu finden.

Seien Sie, meine Damen und Herren, überzeugt davon, daß die Bundesregierung ständig bemüht ist, die Krebsforschung und die Krebs-

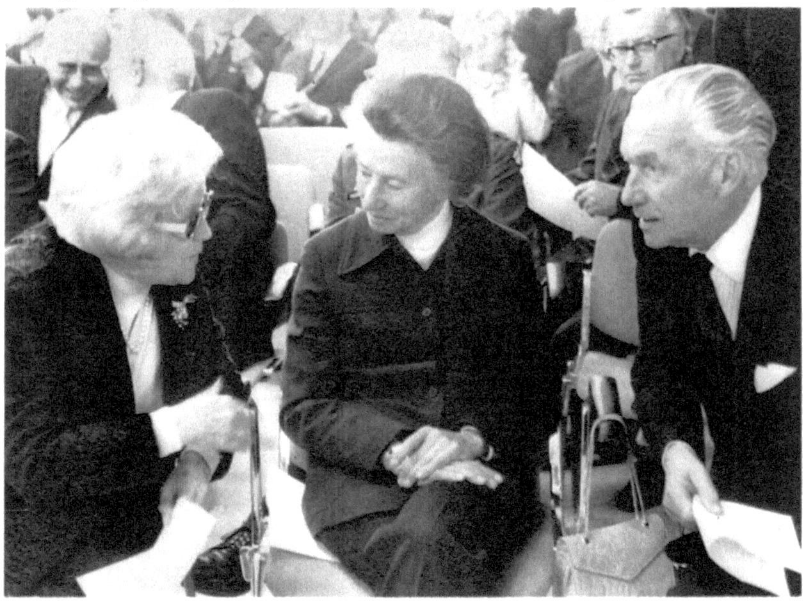

Abb. 7. Frau Bundesminister Käte Strobel, Frau Dr. Elisabeth Schwarzhaupt, MdB, Vorgängerin von Frau Käte Strobel als Bundesminister für Jugend, Familie und Gesundheit, Bundesfinanzminister a.D. Dr. Alex Möller, Förderer des DKFZ von Anbeginn seiner Planung an. Hinter Dr. Alex Möller Rechtsanwalt Dr. Ernst Grieser, Vorsitzender des Verwaltungsrates/DKFZ.

bekämpfung voranzutreiben. Inzwischen ist ja bekannt, daß es mit Hilfe meines Freundes, des Heidelberger Abgeordneten ALEX MÖLLER, und des Haushaltsausschusses des Deutschen Bundestages durch Umschichtung bei den Haushaltskürzungen möglich geworden ist, die Sonderleistung des Bundes für dieses Jahr von 1,3 Mio aufrecht zu erhalten.

Ich freue mich mit Ihnen, daß unsere Bemühungen um diese Umschichtung doch noch erfolgreich waren. Der Bund hat damit bis jetzt insgesamt über 104 Millionen DM zum Krebsforschungszentrum beigetragen, davon allein in den letzten 2 Jahren 72 Millionen DM.

Der ehrenvolle Platz, den sich das Deutsche Krebsforschungszentrum in nationaler und internationaler Anerkennung inzwischen erworben hat, wird sicher Ansporn für weitere erfolgreiche Arbeit sein. In diesem Sinne wünsche ich Ihnen und uns – damit meine ich die Menschen, die darauf hoffen – guten Erfolg.

Dr. Klaus von Dohnanyi *)

Bundesminister für Bildung und Wissenschaft

Krebs ist eine der großen Geißeln unserer Gesellschaft. 1961 starb in der Bundesrepublik jeder Fünfte an Krebs, 1920 war es nur jeder Fünfzehnte. Wenn wir der Krankheit nicht Herr werden, wird im Jahre 2000 jeder Vierte an Krebs sterben. Die Bekämpfung der Krebskrankheiten und ihre frühzeitige Erkennung ist eine der wichtigsten gesundheitspolitischen Aufgaben und vielleicht die größte wissenschaftliche Herausforderung unserer Zeit.

Im Deutschen Krebsforschungszentrum, dessen Betriebsendstufe wir heute einweihen, wurde eine zentrale Forschungsstätte in der Bundesrepublik im Kampf gegen den Krebs geschaffen. Ihnen allen, durch deren Initiative und Unterstützung dieses Forschungszentrum errichtet werden konnte, gilt nun unser Dank. Lassen Sie mich aber an dieser Stelle einen Mann aus der Zahl der Förderer des Forschungszentrums hervorheben, der sich besondere Verdienste erworben hat und der am Tage nach der Übergabe des letzten Bauabschnittes seinen 82. Geburtstag feiern wird: Professor KARL HEINRICH BAUER. Auf sein persönliches Engagement hin wurde – als staatliche Stellen noch zögerten – unter privatem Risiko mit dem Bau des Zentrums begonnen und wurde im Jahre 1964 nach einer Rekordbauzeit von nur 8 Monaten die erste Betriebsstufe vollendet. »Heute**) tritt das Deutsche Krebsforschungszentrum in Aktion«, konnte damals Professor BAUER erklären; und nach seiner Devise »Nicht locker lassen« wurde der Bau mit Zähigkeit und Zielstrebigkeit bis zu seiner heutigen Vollendung fortgeführt. Damit ist die Voraussetzung erfüllt, die in den letzten Jahren begonnenen Forschungsarbeiten jetzt auf der notwendigen breiten Basis fortzuführen.

Ohne eine umfassende Zusammenarbeit von Forschern aus vielen

*) Für den in letzter Stunde verhinderten Bundesminister sprach Herr Ministerialdirektor Dr. SCHEIDEMANN, Bundesministerium für Bildung und Wissenschaft.

**) Es war der 31. Oktober 1964.

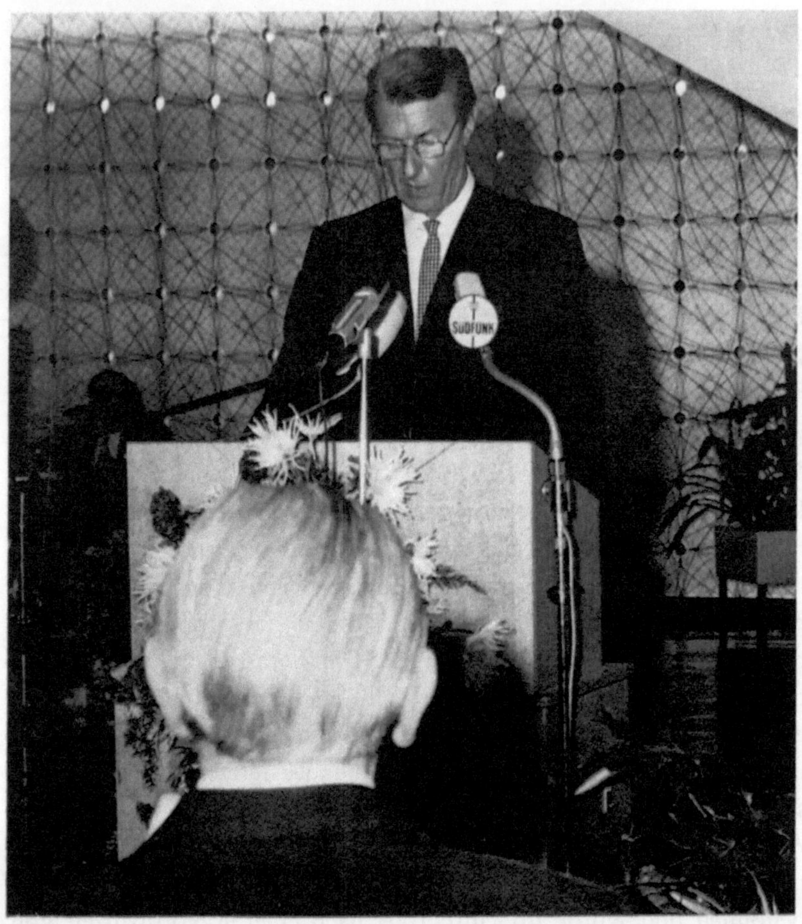

Abb. 8. Ministerialdirektor Dr. SCHEIDEMANN spricht in Vertretung des plötzlich verhinderten Bundesministers für Bildung und Wissenschaft, Dr. KLAUS v. DOHNANYI.

Fachbereichen sind entscheidende Fortschritte im Kampf gegen die Krebskrankheiten nicht zu erwarten. Die Hoffnungen ruhen vor allem auf der Grundlagenforschung, die den bisher ungenügenden Einblick in die Mechanismen der Krebsentstehung erweitern und vertiefen soll. Das bedeutet wohl, daß Molekularbiologie und Genetik künftig besondere Schwerpunkte der Krebsforschung bilden.

Als wichtiges wissenschaftspolitisches Ziel müssen wir deshalb den

Ausbau und die Stärkung der interdisziplinären Zusammenarbeit verfolgen. Die Organisation des Deutschen Krebsforschungszentrums ist auf dieses Ziel ausgerichtet: Sie vereinigt sieben Grundlagenfächer unter einem Dach; sie verbindet volle Forschungsfreiheit für die Einzelinstitute mit zentralen Einrichtungen und gegenseitigen Dienstleistungen; das Zentrum steht in direkter Nachbarschaft zu Instituten und Kliniken der medizinischen Fakultät und inmitten moderner naturwissenschaftlicher Institute der Universität und der Max-Planck-Gesellschaft. Hier sind die Voraussetzungen für interdisziplinäre Forschung und auch für die Nutzanwendung der Forschung an den Krebspatienten gegeben.

Die Notwendigkeit der Zusammenarbeit und die wachsende Bedeutung interdisziplinärer Grenzgebiete zwischen Medizin, Biologie und Technik haben auch die Verbindung des wissenschaftlichen Programms des Deutschen Krebsforschungszentrums mit der Förderungspolitik des Bundesministeriums für Bildung und Wissenschaft begründet. Ich bin erfreut darüber, daß sich diese Beziehungen in den letzten Jahren sehr gut entwickelt haben. Heute sind Forschungen des Deutschen Krebsforschungszentrums auf den Gebieten der Nuklearmedizin und der Radiochemie, der Strahlenbiologie, der Datenverarbeitung und der Technologie in die Fachprogramme des Bundesministeriums für Bildung und Wissenschaft aufgenommen.

Lassen Sie mich nur ein Beispiel der Zusammenarbeit erwähnen. Bisher sind nach gewissen Schätzungen allein über 500 krebserzeugende chemische und radioaktive Substanzen ungewollt durch Menschenhand in die Umwelt gelangt. Innerhalb unserer forschungspolitischen Bemühungen, die biologisch-medizinischen Konsequenzen technischer Neuerungen zu erforschen und zu bewältigen, stellen Untersuchungen über die Wirkungsweise krebserzeugender Substanzen einen besonderen Schwerpunkt dar. An den von uns geförderten Forschungsarbeiten ist das Deutsche Krebsforschungszentrum durch sein Institut für Biochemie maßgeblich beteiligt.

Ich hoffe, daß die Zusammenarbeit zwischen dem Deutschen Krebsforschungszentrum und dem Wissenschaftsministerium weiterhin so gut bleiben wird wie bisher. Allen Mitarbeitern des Zentrums wünsche ich für ihre Arbeit in dem neuen Gebäude viel Erfolg.

Prof. D. Dr. Wilhelm Hahn

Kultusminister des Landes Baden-Württemberg

Herr Ministerpräsident!
Frau Bundesminister!
Meine Herren Abgeordneten, Magnifizenzen und ganz besonders Sie, verehrter, lieber Herr Kollege BAUER!

Die Einweihung dieses zu den modernst eingerichteten Krebsforschungsinstituten der Welt zählenden Forschungszentrums gerade hier in Heidelberg ist für mich, nicht nur in meiner Eigenschaft als Kultusminister des Landes Baden-Württemberg, ein Anlaß zu ganz besonderer Freude und Genugtuung, sondern auch als Abgeordneter von Heidelberg und Hochschullehrer der Universität Heidelberg.

Die Entwicklung dieser Forschungsstätte konnte ich von Anfang an miterleben und mitgestalten, erst als Rektor der Universität Heidelberg, denn damals entstand ja gerade der Gedanke zur Schaffung dieses Instituts bei Ihnen, Herr BAUER, und dann als Kultusminister, in dessen Amtsbeginn die Einweihungsfeier der ersten Betriebsstufe im Herbst 1964 fiel und zu dessen Geschäftsbereich die verwaltungsmäßige Betreuung und Aufsicht über die Stiftung gehört. Herr Professor Dr. BAUER, Stiftungsbevollmächtigter für den Ausbau der Betriebsendstufe und Mitinitiator, die treibende Kraft der Entwicklung, dem ich auch noch einmal ganz persönlich meinen ganz herzlichen Dank hier aussprechen möchte, hat einmal anschaulich gesagt, der Krebs sei eine Festung, die nicht im Handstreich, sondern nur durch Angriff von allen Seiten erobert werden könne. Er hat damit zugleich die spezifische Aufgabenstellung des Deutschen Krebsforschungszentrums umrissen.

Aus verschiedenen Richtungen, die durch die sieben einzelnen Institute des Deutschen Krebsforschungszentrums symbolisiert werden, dem sich jetzt als achtes das Institut für Tumorgenetik und -Immuno-

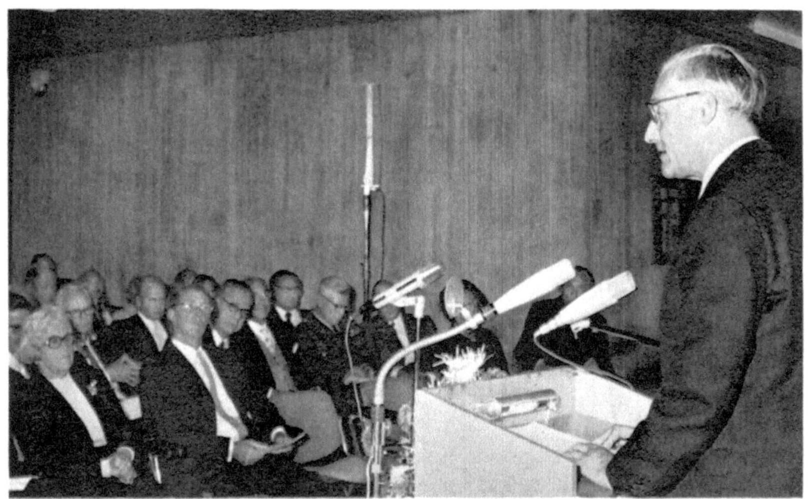

Abb. 9. Kultusminister Prof. D. Dr. W. Hahn spricht für das Kultusministerium des Landes Baden-Württemberg als Stiftungsaufsichtsbehörde des DKFZ.

logie hinzugesellt, wird das Krebsproblem konzentrisch in engster Kooperation der beteiligten Disziplinen angegangen.

Gewisse Anfangsschwierigkeiten bei der Verwirklichung dieser interdisziplinären Grundstruktur und Organisationform konnten schon in der Zeit der ersten Betriebsstufe überwunden werden. Zentrifugale Tendenzen, wie sie verständlich sind bei einem Forschungszentrum, das erst aus selbständigen Einzelinstituten zusammenwachsen mußte, sind zentripetalen Kräften gewichen. Ein eindrucksvolles Zeugnis dieser inneren Integration scheint mir in letzter Zeit der vom Deutschen Krebsforschungszentrum im Juni 1971 vorgelegte Entwurf eines längerfristigen, wissenschaftlichen Gesamtkonzepts und die Präsentation dieses Programms in der Wissenschafts- und Berufungskommission des Kuratoriums des Deutschen Krebsforschungszentrums zu sein. Dieser Leistung der Wissenschaftler und Mitarbeiter, zu der nicht zuletzt auch das Engagement der jüngeren Wissenschaftler entscheidend beigetragen hat, gebührt hohe Anerkennung.

Die Leistung ist indessen nur ein erster Schritt. Die Aufgabenstellung des Deutschen Krebsforschungszentrums erfordert Integration und

Kooperation der forscherischen Bemühungen nicht nur im Inneren, sondern ebenso auch im Verhältnis zu anderen Einrichtungen, die zum Kampf gegen den Krebs Wertvolles beitragen können. Mit Recht ist die Bedeutung der Kooperation und der interdisziplinären Zusammenarbeit auf diesem Gebiet hervorgehoben worden. Das Deutsche Krebsforschungszentrum hat hier auch, meine ich, in methodischer Hinsicht die Aufgabe, beispielgebend zu wirken und als Modell Ausstrahlungskraft zu entwickeln. Gerade in Heidelberg bestehen hierzu die besten Voraussetzungen. Auf die engen Beziehungen zur Universität brauche ich nicht besonders hinzuweisen; sie sind bei einem Kind oder Patenkind nur zu natürlich.

Auf dem Gebiet der multidisziplinären fachlichen Zusammenarbeit bestehen besonders eingehende, fruchtbare Verbindungen mit den Universitätskliniken, aber auch mit den medizinisch-theoretischen und biologischen Instituten der Universität, sowie auf dem Gebiet der elektronischen Datenverarbeitung und des Bibliothekswesens. Eine Institutionalisierung dieser Zusammenarbeit mit der Universität durch einen Sonderforschungsbereich »Krebsforschung« wird vorbereitet, ist bisher aber noch nicht bis zur Finanzierungsreife gediehen.

Eine wertvolle, in ihrer Bedeutung noch gar nicht abzuschätzende Zusammenarbeit, meine Damen und Herren, bahnt sich jetzt mit dem europäischen Laboratorium für Molekularbiologie an, der EMBO, das in Heidelberg eingerichtet wird und dessen Planungsstab das Deutsche Krebsforschungszentrum Gastrecht gewähren will.

So erscheint mir das Deutsche Krebsforschungszentrum auch auf dem Gebiet der äußeren, multidisziplinären Kooperation, die sich noch auf viele in- und ausländische Forschungsstätten erstreckt, auf einem guten, zu einer spezifischen Aufgabenstellung gemäßen Weg zu sein. In einer reichhaltigen, vielversprechenden Forschungslandschaft in Heidelberg, der ja auch die Max-Planck-Institute noch hinzuzurechnen sind, ist ein Geben und Nehmen aller an der Krebsforschung oder Krebsbehandlung beteiligten Einrichtungen zu erwarten.

Insbesondere freue ich mich natürlich als Kultusminister über die wertvollen Impulse, die von der Nähe eines Forschungszentrums derartiger Größe und Bedeutung auch auf die Universität ausgehen werden. Die fachlich wissenschaftliche Kooperation mit den Universitätseinrichtungen muß auf dem Hintergrund der bereits angesprochenen, besonders engen und historisch gewachsenen personellen und organisatorischen Verknüpfung des Deutschen Krebsforschungszentrums mit der Universität gesehen werden.

Es sind ja nicht nur die Direktoren der Einzelinstitute des Deutschen Krebsforschungszentrums Lehrstuhlinhaber der Universität, sondern auch ein Großteil der Wissenschaftler des Zentrums sind Mitglieder des Lehrkörpers der Universität mit allen akademischen Rechten und Pflichten.

Ähnlich steht es im Verwaltungsbereich mit der personellen Verzahnung. Mit diesem historisch gewachsenen Verhältnis des Deutschen Krebsforschungszentrums zur Universität Heidelberg sind allerdings auch grundsätzliche Fragen der personellen und organisatorischen Verknüpfung von reinen Forschungseinrichtungen mit den Universitäten als den Stätten von Forschung und Lehre aufgeworfen. Ich denke nicht nur an die Fragen der Personalstruktur und der Personalverwaltung, sondern auch an das Problem des Hinüber- und Herüberwechselns von Wissenschaftlern zwischen Universität und Forschungsstätte und an die Frage der Einbeziehung von Forschern in die Lehre an der Universität und an das Problem der Einflußnahme der Universität auf Personal- und Sachentscheidungen des Forschungszentrums.

Beim Deutschen Krebsforschungszentrum kommt noch das besondere Problem einer Bettenstation für Krebskranke in der nuklearmedizinischen Abteilung hinzu, die von den Universitätskliniken in engstem Zusammenwirken mit den Forschern des Deutschen Krebsforschungszentrums betrieben werden soll. Dies kann ein Modell für die Zusammenarbeit zwischen Arzt und Grundlagenforscher sein.

Die Frage nach der optimalen Ausgestaltung der personellen und organisatorischen Verhältnisse zwischen Universität und Forschungsstätte gehört in den Gesamtzusammenhang der Bemühungen um eine Fortentwicklung der organisatorischen Struktur des Deutschen Krebsforschungszentrums, die in einer neuen Satzung ihren Niederschlag finden soll. Wir werden auch in Aussicht nehmen müssen, daß das Deutsche Krebsforschungszentrum in Anerkennung seiner konsequenten Entwicklung zum nationalen Großforschungszentrum als solches vom Bund anerkannt werden wird und daß für Trägerschaft und Finanzierung die Folgerungen, wie sie der Herr Ministerpräsident schon angekündigt hat, gezogen werden.

Nun, im Augenblick steht das Deutsche Krebsforschungszentrum zunächst vor der schwierigen Aufgabe des Beziehens der Betriebsendstufe, der endgültigen Einrichtung und des Einlebens in das neue große Haus. Welche Arbeit hier beim Übergang von der ersten, vorläufigen Betriebsendstufe zu leisten ist, das sich vorzustellen, bedarf keiner großen Phantasie. Das Deutsche Krebsforschungszentrum hat allerdings in der Zeit der vorläufigen Unterbringung in dem Gebäude und der Ausstattung der ersten Betriebsstufe interdisziplinäre Krebsforschung gleichsam am kleinen Modell erprobt und seine Fähigkeit, dabei auftretende Probleme zu bewältigen, unter Beweis gestellt.

In diesem Sinne wünsche ich der Krebsforschung in diesem Hause von ganzem Herzen reiche Entfaltung und dem Deutschen Krebsforschungszentrum bei seiner Aufgabe Glück und Erfolg zum Wohle der leidenden Menschen, aber auch zum Nutzen und zur Ehre der Wissenschaft.

Architekt Dipl.-Ing. Prof. Erwin Heinle

Architektenbüro Prof. E. Heinle, Dipl.-Ing. BDA, R. Wischer und Partner

Sehr geehrter Herr Ministerpräsident Filbinger!
Sehr verehrte Frau Bundesminister Strobel!
Sehr geehrter Herr Kultusminister Hahn!
Sehr geehrter Herr Min. Direktor Dr. Scheidemann!
Sehr geehrter Herr Professor Bauer!
Hochverehrte Damen!
Sehr geehrte Herren!

Heute ist es mir wichtigstes Bedürfnis, der Stiftung Deutsches Krebsforschungszentrum dafür zu danken, daß wir dieses Forschungszentrum planen und bauen durften. Das Vertrauen, das uns das Kuratorium der Stiftung unter seinem Vorsitzenden, den Herren Ministerialdirigenten Dr. Autenrieth und Schlau, entgegenbrachte war uns Anregung und Hilfe zugleich.

Ihnen, Herr Professor Bauer, dem Stiftungsbevollmächtigten, danken wir alles, was uns zu steter Anstrengung antrieb: die komplizierte Bauaufgabe so gut, so schnell und so billig wie irgend möglich zu verwirklichen.

Weiter danken wir dem Finanzministerium Baden-Württemberg, Herrn Professor Linde und Herrn Ministerialdirigent Fecker, der Oberfinanzdirektion Karlsruhe, den Herren Oberbaudirektoren Gremmelsbacher und Knorre mit ihren Herren.

Über Jahre hinweg trug mit uns die Hauptlast des Baugeschehens das Universitätsbauamt Heidelberg, Herr Oberbaudirektor Werkle und Herr Baudirektor Kropp mit ihren Mitarbeitern. Es halfen die Stadt Heidelberg, das Gewerbeaufsichtsamt Mannheim, das Wirtschaftsministerium Stuttgart und das Regierungspräsidium Karlsruhe mit Fachämtern.

Allen genannten staatlichen und städtischen Behörden nochmals herzlichen Dank für ihre Beratung und Unterstützung!

Die Herren Instituts-Direktoren und Professoren GÖRTTLER, HECKER, MUNK, SCHEER und Dr. LORENZ, SCHMÄHL, WAGNER und der Nachfolger von Prof. LETTRÉ, Dr. WERNER, sind mit ihren Herren eingezogen. Es war ein langer Weg mit ihnen, durch Nutzung der Erfahrungen aus der 1. Betriebsstufe bis zum Neubau der Betriebsendstufe. Diese Verwirklichung wird nun dem kritischen Feedback standhalten müssen. Für die Zeit der gemeinsamen Arbeit danken wir Ihnen allen nochmals herzlich und wünschen Ihnen mit Ihren erweiterten Instituten große Erfolge.

Unseren Fachingenieuren, den Ing.-Büros Professor LEONHARDT und ANDRÄ für die Statik, für den technischen Ausbau den Ing.-Büros BRANDI und BMS, sowie der Gute-Hoffnungs-Hütte Sterkrade im Bereich Reaktor und Beschleuniger, der Gesellschaft für wirtschaftliches Bauen, für Rationalisierung und allen Mitarbeitern haben wir für ihre Kooperationsbereitschaft und ihren Willen zur Koordination ganz besonders zu danken. Bei der Gestaltung wichtiger Außen- und Innenräume halfen uns die Gartenarchitekten VALENTIEN und BECKER und Bildhauer Professor HOFLEHNER und andere Künstler. Ihnen danken wir für ihr Engagement und ihren Integrationswillen.

Meinen Mitarbeitern gilt der wärmste Dank, im besonderen Herrn STEFFEN, dem Projektleiter, Herrn WIEDMANN, dem Oberbauleiter, und Herrn EZERNIEKS, dem Bauleiter. Sie und die große Zahl der anderen waren unermüdlich mit Begeisterung und mit Freude an diesem Bauvorhaben tätig.

Das Entwurfskonzept für das Deutsche Krebsforschungszentrum sollte bauliche Voraussetzung schaffen für interdisziplinäre Kooperation. Dabei wurden im Sinne der Wirtschaftlichkeit im Flachbereich Institute und Raumgruppen mit besonderen Anforderungen, im Hochhaus Institute mit geringeren Anforderungen an den Bau untergebracht. Die 225000 Kubikmeter umfassende Gebäudegruppe wurde nach dreijähriger, durch längere Prüfungs- und Änderungsphasen unterbrochener Planungszeit in dreieinhalb Jahren erstellt. Für das

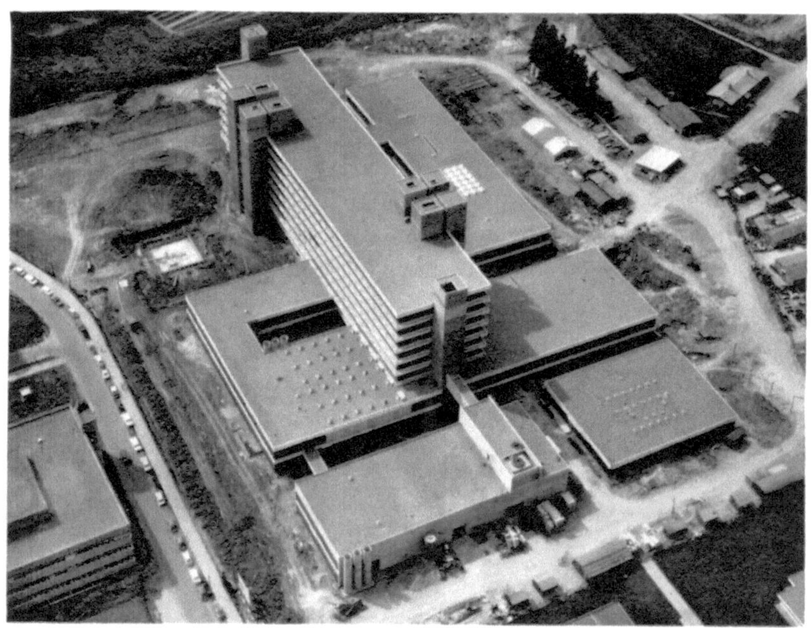

Abb. 10. Luftaufnahme der Betriebsendstufe des Deutschen Krebsforschungszentrums nach der Bauvollendung. Die Luftaufnahme läßt neben dem Hochhaus vor allem auch die »Flachbauten« gut erkennen. Links vom Haupthaus: Institut für Nuklearmedizin, im Vordergrunde links »Reaktorgebäude« für Forschungsreaktor und Zyklotron, rechts vom Hauptgebäude oben Institut für Dokumentation, Information und Statistik, anschließend Tierlaboratorien, rechts unten im Vordergrunde Zentrale Werkstätten.

nur halb so große Volumen benötigten die Erbauer des Heidelberger Schlosses Jahrhunderte. Rationalisierung und neue Bautechniken ermöglichen heute diese viel hundertfache Effizienz.

Weit mehr als 100 Firmen mit im Mittel ca. 500 Beschäftigten bewirkten trotz komplizierter Einrichtungen und schwieriger Randbedingungen den knappen Ausführungszeitraum.

Stellvertretend möchte ich nennen:
Die Firma Strabag für den Rohbau, die Firmen Krantz, BBC und AEG bzw. die Gute-Hoffnungs-Hütte Sterkrade im Bereich Reaktor-Beschleuniger für den technischen Ausbau. Ihnen und allen anderen

Unternehmen mit ihren Handwerkern danken wir für die viele Mühe.

Kosten, Qualitäten und Termine konnten in etwa gehalten werden trotz der Vielfalt und der ganz besonderen Baumaßnahmen, wie der Ausführung von festungsartigen, zwei Meter starken Baryt-Betonwänden für den Strahlenschutz, ortsfesten und beweglichen Strahlenschutz-Einrichtungen aus Bleikonstruktionen, wie fahrbare Bleiwände mit Volkswagengewicht, luftdichten und dekontaminierten Kontrollbereichen für sterile Arbeiten und Arbeiten mit Isotopen, Überwachungs- und Abklingeinrichtungen für radioaktive Abluft und Abwässer, elektronische Datenverarbeitungsanlagen und die außerordentliche Vielfalt weiterer technisch-wissenschaftlicher Einrichtungen.

Es waren annähernd 70% der Baukosten allein für den technischen Ausbau aufzuwenden, eine ungewöhnliche Relation. Trotzdem hat der Quadratmeter Netto-Nutzfläche bei diesem hochkomplizierten Forschungszentrum nicht mehr gekostet als der Quadratmeter einer guten Großstadt-Wohnung, wie er heute bezahlt wird.

Alle Beteiligten, Planer, Firmen und Nutznießer haben zu dieser wirtschaftlichen Erstellung beigetragen, die etwa 25% billiger wurde, als die indexbezogenen extrapolierten ersten Kostenschätzungen. Darüber und daß kein schlimmer Bauunfall geschah, freuen wir uns mit dem Bauherrn gemeinsam.

Wir glauben, daß dies gute Voraussetzungen sind für den Beginn der Arbeiten im neuen Krebsforschungszentrum. Denn auch wir haben unsere Arbeit begonnen in der Überzeugung, damit etwas zur Linderung der Not Krebskranker beitragen zu können.

Hierbei sind Sie mir, verehrter Herr Professor Bauer, ein persönliches Vorbild in der Reinheit Ihres Wollens, in der Beständigkeit Ihres Wirkens, in der Ausstrahlung Ihrer Persönlichkeit.

Das sind auch die Eigenwerte des Goldes an diesem Schlüssel, den ich Ihnen in der Hoffnung überreiche, daß Ihr persönlicher Geist und damit diese Werte in diesem Hause weiter wirken mögen.

Schlüsselübergabe

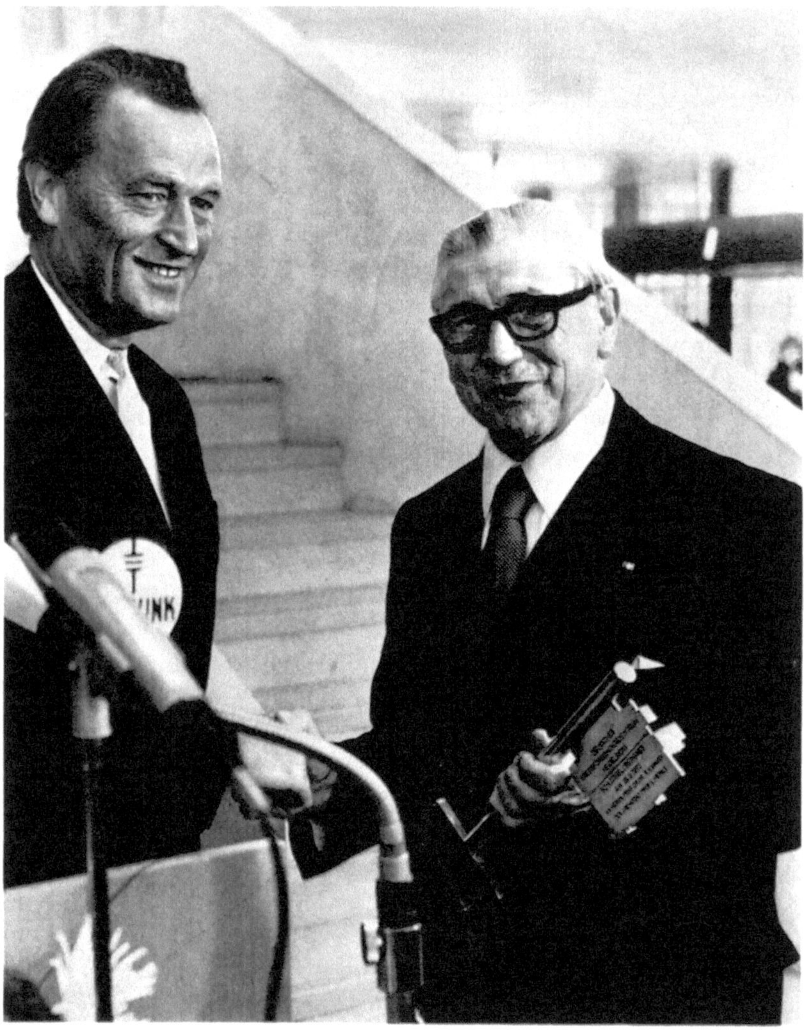

Abb. 11. Architekt Prof. Dipl. Ing. E. Heinle übergibt am Schluß seiner Festansprache den »Goldenen Schlüssel« an den Stiftungsbevollmächtigten für den Bau der Betriebsendstufe Prof. K. H. Bauer als Symbol für den Übergang des DKFZ Heidelberg vom Architekten an die Stiftung DKFZ.

Prof. Dr. Dr. h. c. mult. K. H. Bauer

Stiftungsbevollmächtigter für den Ausbau der Endstufe des DKFZ

Hochansehnliche Festversammlung!
Verehrter, lieber Herr Professor Heinle!

Bewegten Herzens nehme ich den »Goldenen Schlüssel« aus Ihrer Hand entgegen. Mehr als 10 Jahre sind es her, seit wir – von der Planung und dem Bau der Betriebsstufe I an – eng zusammenarbeiten. Immerdar war unser Arbeitsverhältnis durch pupillenklare Offenheit, rückhaltlos wechselseitiges Vertrauen und durch unbedingte gegenseitige Hilfeleistung gekennzeichnet. Nie gab es eine Differenz, geschweige denn einen Streit!

Wir alle haben Sie in dieser langen Zeit bewundern gelernt, wie Sie das Raumprogramm in seiner vielseitigen Differenzierung in die architektonische Wirklichkeit umsetzten und dabei ebenso den Gegebenheiten der umliegenden und geplanten Universitäts-Bauten Rechnung trugen, wie den städtebaulichen Erfordernissen. Immer überraschten Sie uns durch einfache und zugleich rationelle Lösungen.

Lange, lange Zeit wird der stolz in den Himmel ragende Bau von Ihrem Können zeugen. Aus dem anfänglichen Arbeitsverhältnis wurde bald bleibende Freundschaft. Haben Sie und Ihre Mitarbeiter herzlichen, allerherzlichsten Dank, zugleich aber auch im Namen der Stiftung, deren Organe und des ganzen DKFZ.

Mein Dank gilt weiter dem Kuratorium unserer Stiftung. Ich empfinde es als außergewöhnliche Ehrung, daß mir durch einstimmigen Beschluß der Kuratoriumsmitglieder der Auftrag zuteil wurde, heute, am Vorabend meines Geburtstages, das Deutsche Krebsforschungszentrum als überregionale Forschungsstätte im Namen der Stiftungsträger seiner endgültigen Bestimmung

»die Krebskrankheit, ihr Wesen, ihre Verhütung und
ihre Bekämpfung zu erforschen«,

zu übergeben.

Ich tue das, indem ich den »Goldenen Schlüssel« als Symbol der Besitzergreifung an Sie, verehrter Herr WAGNER, in Ihrer Eigenschaft als Repräsentant aller derer, die den Stiftungszweck der Forschung zu erfüllen haben, weiterreiche.

Der Schlüssel symbolisiert aber nicht nur den Eigentumsübergang, sondern auch das Öffnen noch geschlossener Räume. Möchte es den Forschern in diesem Forschungszentrum vergönnt sein, bei dem letzten Endes noch ungelösten »Krebsrätsel« viele unerschlossene Gebiete neu zu erschließen!

Prof. Dr. Gustav Wagner

Vorsitzender des Direktoriums des Deutschen Krebsforschungszentrums

Hohe festliche Versammlung!

Mit Freude und Dankbarkeit nehme ich als Repräsentant der Mitarbeiter des Deutschen Krebsforschungszentrums den Schlüssel als Symbol der Fertigstellung der Betriebsendstufe entgegen. Im Namen aller an diesem Zentrum Beschäftigten darf ich sagen, daß wir froh und stolz zugleich sind, an diesem modernen und hervorragend eingerichteten Forschungszentrum zu arbeiten.

In dieser feierlichen Stunde der offiziellen Einweihung der Betriebsendstufe ist es meine erste und vornehmste Pflicht, den Dank der Angehörigen des Zentrums zum Ausdruck zu bringen; den Dank an alle, die bei der Planung, bei der Finanzierung, beim Bau und bei der Einrichtung dieser Forschungsstätte mitgeholfen haben.

Dieser Dank gilt in erster Linie Ihnen, sehr verehrter Herr Prof. BAUER! Sie haben sich zwar ausdrücklich jegliche Eloge zum heutigen Tage verbeten; ich kann aber nicht umhin, doch wenigstens einige wenige Fakten aus der Vergangenheit zu erwähnen, die Ihren großen Anteil am Zustandekommen dieses Zentrums erkennen lassen. Als erster Rektor der Universität Heidelberg nach dem Kriege haben Sie die »Stiftung für Krebs- und Scharlachforschung« wieder in Gang gebracht; im Jahre 1948 haben Sie gegen mancherlei Widerstand das von Geheimrat CZERNY 1906 gegründete, im 3. Reich aus politischen Gründen geschlossene »Institut für experimentelle Krebsforschung« wiedereröffnet und als dessen Leiter unseren leider viel zu früh verstorbenen Kollegen HANS LETTRÉ an diese Universität geholt; Sie waren Vorsitzender der »Senatskommission zur Errichtung eines Krebsforschungszentrums an der Universität Heidelberg« und Mit-

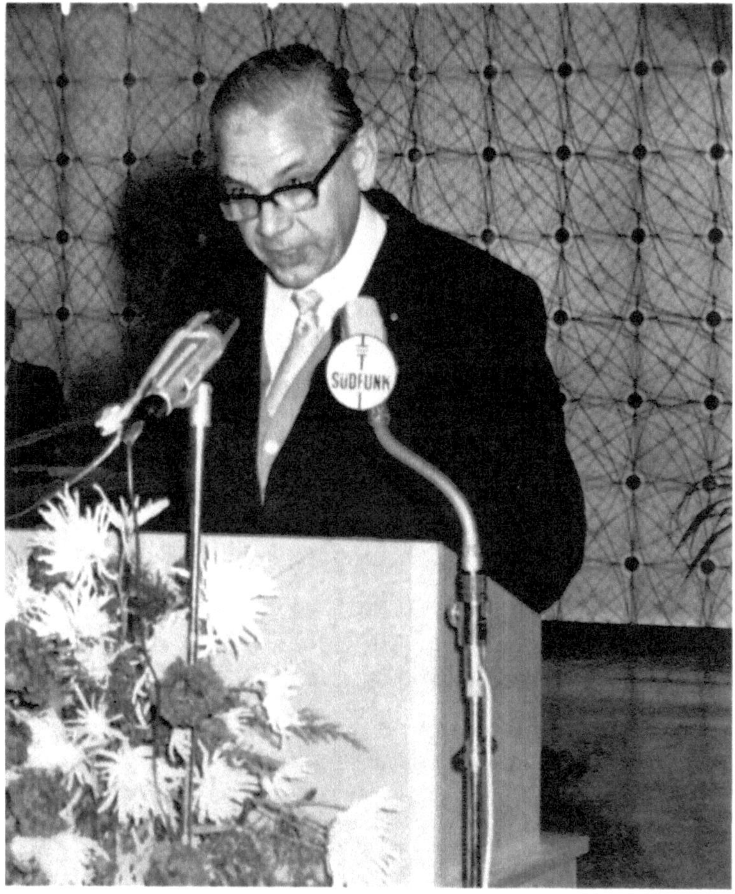

Abb. 12. Prof. Dr. G. WAGNER hält seine Dankansprache im Anschluß an die Entgegennahme des »Goldenen Schlüssels« aus der Hand des Stiftungsbevollmächtigten.

begründer des »Vereins zur Errichtung des Krebsforschungszentrums an der Universität Heidelberg e.V.«.

Mit Ihrer Anfang 1961 erschienenen »Denkschrift zur Errichtung eines Deutschen Krebsforschungszentrums in Verbindung mit der Universität Heidelberg« haben Sie auch in der breiteren Öffentlichkeit endgültig den Boden für die Errichtung dieser Forschungsstätte vorbereitet.

Wohl jeder der hier Versammelten weiß, daß ohne Ihre unermüdliche und durch keinen Rückschlag von der konsequenten Verfolgung des großen Zieles abzubringende Tätigkeit in den letzten 14 Jahren dieses imposante Forschungsinstitut heute nicht hier vor uns stehen würde. Unser Dank an Sie wird nicht zuletzt dadurch dokumentiert, daß wir die Einweihungsfeier zeitlich in Verbindung mit Ihrem 82. Geburtstag gebracht haben.

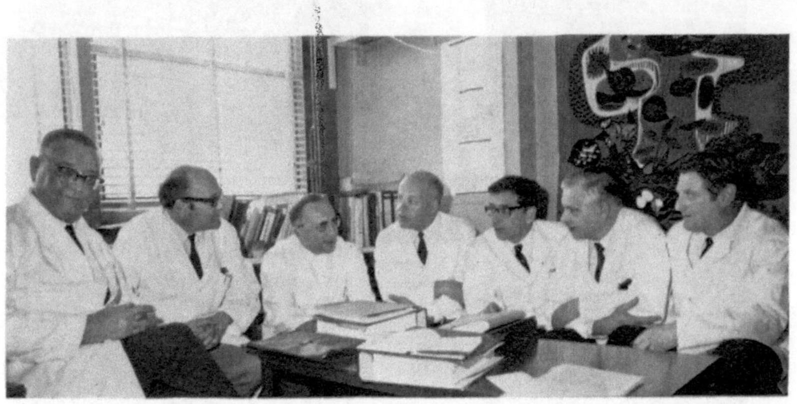

Abb. 13. Die Instituts-Direktoren des DKFZ (von links nach rechts: Prof. HANS LETTRÉ [† 27. Juli 1971], Institut für Zellforschung, Prof. D. SCHMÄHL, Institut für exp. Toxikologie und Chemotherapie, Prof. KL. GOERTTLER, Institut für exp. Pathologie, Prof. E. HECKER, Institut für Biochemie, Prof. K. E. SCHEER, Institut für Nuklearmedizin, Prof. G. WAGNER, Institut für Dokumentation, Information und Statistik, Prof. KL. MUNK, Institut für Virusforschung).

Dank zu sagen habe ich auch den Behörden des Landes und des Bundes, die unser Anliegen in den vergangenen Jahren stets – und vielfach in erfrischend unbürokratischer Weise – gefördert haben. Da Prof. BAUER seinen Dank vorwiegend in Richtung Stuttgart zum Ausdruck gebracht habe, möchte ich mich hauptsächlich an die Bonner Adressen wenden.

Sowohl Sie, sehr verehrte Frau Dr. SCHWARZHAUPT, als auch Sie, sehr verehrte Frau Minister STROBEL, haben uns immer wieder fühlen lassen, daß Ihnen die Errichtung dieses Zentrums eine Herzensangelegenheit war, und Ihr Interesse durch wiederholte Besuche in Heidelberg und Erkundigungen nach dem Fortgang des Baus unter Beweis gestellt. Als freundschaftliche Helfer aus früheren Jahren möchte ich Ministerialdirektor Prof. STRALAU und Ministerialrat KRETER erwähnen; hilfsbereite Förderung haben wir darüber hinaus bis heute von allen zuständigen Referenten in den Bundesministerien für Jugend, Familie und Gesundheit, für Bildung und Wissenschaft sowie für Finanzen erfahren.

Unser aller Dank gilt ferner dem Kuratorium und dem Verwaltungsrat der Stiftung »Deutsches Krebsforschungszentrum«, jenen beiden Organen des Zentrums, in denen Vertreter der Behörden, hervorragende Wissenschaftler und Persönlichkeiten des öffentlichen Lebens gemeinsam ehrenamtlich zum Wohle dieser Institution tätig sind.

Gestatten Sie mir, meine Damen und Herren, an dieser Stelle auch ein kurzes Wort der Anerkennung an unsere zentrumseigene Verwaltung, die in unauffälliger, aber dennoch zielstrebiger und geschickter Weise in den letzten Jahren einen wesentlichen Beitrag zum Aufbau des Zentrums geleistet und sich stets hilfreich in den Dienst der Wissenschaft und der am Zentrum arbeitenden Wissenschaftler gestellt hat.

Mein weiterer Dank – der wegen der Kürze der mir zur Verfügung stehenden Zeit leider sehr summarisch bleiben muß – gilt ferner allen direkt am Bau Beteiligten: dem Architekten und seinen Mitarbeitern, die bei den zahlreichen Planungsbesprechungen in den vergangenen Jahren für die besonderen Wünsche der Wissenschaftler stets ein offenes Ohr hatten, den Baubehörden (insbesondere den Herren des Universitäts-Bauamtes) und schließlich allen am Bau und an der Einrichtung des Zentrums beteiligten Firmen. Alle diejenigen, denen wir weiterhin Dank schulden, die ich aber nicht angesprochen habe, mögen mir verzeihen. Es sind ihrer zu viele, als daß ich sie alle einzeln benennen könnte; aber sie alle sind unseres Dankes gewiß!

Schließlich – last, but not least – gilt mein Dank auch den Bürgern unseres Staates, für die dieses Forschungszentrum errichtet wurde und von deren Steuergeldern es existiert. Es hat – im internationalen Vergleich – sehr lange gedauert, bis die Bundesrepublik Deutschland ein repräsentatives Forschungszentrum im Kampf gegen den Krebs bekommen hat; dafür hat sie aber heute eins, das sich im internationalen Wettbewerb sehen lassen kann, und zweifellos eines der instrumentell und apparativ am besten ausgestatteten.

»Ein Gelehrter« – so hat es kürzlich, meine Damen und Herren, Prof. BUTENANDT bei einer Feierstunde im Max-Planck-Institut für Geschichte ausgedrückt – »benötigt ein möglichst vollkommenes Arbeitsinstrument, um beste Leistungen zu erbringen«. Diese Voraussetzung ist – wir erkennen das dankbar an – mit der Bauendstufe des DKFZ zweifellos erfüllt. Ein Forschungszentrum aber benötigt, wenn es zur Spitze dringen und sich dort behaupten will, auch die entsprechende Zahl hochqualifizierter Wissenschaftler. Es ist hier nicht der Ort und die Stunde, von den Wünschen zu sprechen, die hinsichtlich des Personalstellenkegels noch bestehen und die befriedigt werden sollten, um dem Zentrum wirklich eine maximale Effizienz zu ermöglichen.

Auch auf die ungeklärten Probleme der zukünftigen Finanzierung des Zentrums will ich nur in Parenthese hinweisen. Angesichts der besonders hohen Aufwendungen im Bereich der Hochschulen ist es dem Lande Baden-Württemberg nicht zu verdenken, daß es den Antrag an den Bund gestellt hat, dieser möge das Deutsche Krebsforschungszentrum zu 90% finanzieren. Wir wären den Bundesbehörden außerordentlich dankbar, wenn dieser Antrag des Landes recht bald positiv entschieden und die Finanzierungsfrage des Zentrums endgültig geklärt werden könnte. Dabei möchte ich darauf hinweisen, daß die Anerkennung als sog. »Großforschungszentrum« für das DKFZ aus vielerlei Gründen essentiell ist.

Auf das wissenschaftliche Programm des Deutschen Krebsforschungszentrums kann ich hier nicht näher eingehen; es ist in detaillierter Form in der Festschrift zum heutigen Tage niedergelegt worden. Daß wir bei unserer Arbeit gute und enge Beziehungen zu den Instituten und Kliniken der Universität Heidelberg anstreben und zum Teil bereits seit Jahren pflegen, ist bei der Breite des Aufgabenspektrums (das von der molekular-biologischen bis zur kliniknahen Forschung reicht) wohl selbstverständlich. Hier bahnt sich eine fruchtbare Periode gutnachbarlicher und fraglos für beide Seiten vorteilhafter Kooperation an. Das gilt übrigens auch für die Zusammenarbeit mit auswärtigen und ausländischen Forschungsinstitutionen gleicher Zielsetzung sowie internationalen Organisationen wie der WHO, der International Agency for Research on Cancer, der UICC, Euratom, der internationalen Atomenergiebehörde, dem Europarat, CIOMS, UNESCO usw., in denen allen bereits heute Wissenschaftler des Zentrums als Berater oder Delegierte der Bundesrepublik tätig sind.

Zentrumsintern haben sich die Mitarbeiter seit Jahren bemüht, moderne Formen der Organisation zu finden, die einerseits dem multidisziplinären Charakter der am Zentrum betriebenen Forschung gerecht werden und andererseits dem einzelnen Mitarbeiter genügend Mitverantwortung und Eigeninitiative bieten. Daß in den mit großem Engagement geführten Debatten teilweise recht unterschiedliche Auffassungen artikuliert und gelegentlich gegensätzliche Meinungen aufeinandergestoßen sind, hat wesentlich zur Abklärung strittiger Fragen beigetragen. Inzwischen haben sich die Mitarbeiter des Zentrums zusammengerauft und ein von allen gebilligtes gemeinsames Papier erarbeitet, das – so hoffen wir – in der demnächst mit der Stiftungsaufsichtsbehörde auszuhandelnden neuen Satzung weitgehend berücksichtigt werden wird. Was wir uns alle für die nächste Zukunft wünschen, ist eine Periode konsequenter und fruchtbarer Aufbauarbeit bei ungestörtem Arbeitsfrieden.

Meine Damen und Herren, erwarten Sie von uns, bitte, keine Wunderdinge. Dafür sind die Probleme des Krebses zu vielschichtig und zu kompliziert. Aber ich verspreche Ihnen hier und heute, daß alle Mitarbeiter dieses modernen Forschungszentrums ihr Bestes geben werden im Hinblick auf das letzte Ziel aller unserer Forschungsbemühungen: den Krebs als eines der letzten großen Rätsel der Medizin nach Kräften zu bekämpfen, nach Wegen zur Verhütung der Krebskrankheiten zu suchen und dem krebskranken Menschen zu helfen.

Prof. D. Rudolf Rendtorff

Rektor der Universität Heidelberg

Am Anfang der Geschichte des Deutschen Krebsforschungszentrums Heidelberg, das wir heute in seiner endgültigen Gestalt einweihen, standen einige grundlegende Entscheidungen. Eine der bedeutsamsten unter ihnen, die seine Entwicklung wesentlich mitbestimmt haben, war die Entscheidung für die Errichtung des Krebsforschungszentrums in enger Verbindung mit der Universität Heidelberg. Diese Verbindung hat sich in den 15 Jahren, die seither vergangen sind, zu einer solchen Intensität entwickelt, daß man geradezu von einer Verflechtung von Krebsforschungszentrum und Universität sprechen muß. Deshalb ist die Universität Heidelberg heute nicht nur unter den Gratulanten, sondern sie begeht zugleich die glückliche Vollendung eines wichtigen Abschnitts ihrer eigenen Entwicklung, mit der sich weitreichende Erwartungen und Hoffnungen für die Zukunft verbinden.

Aus der gemeinsamen Geschichte von Universität und Krebsforschungszentrum seien hier nur zwei markante Punkte und zugleich zwei Namen hervorgehoben: Im Januar 1957 trat zum ersten Mal die vom Senat der Universität Heidelberg gebildete Senatskommission zur Errichtung eines Krebsforschungszentrums an der Universität Heidelberg zusammen und wählte Prof. Karl Heinrich Bauer zu ihrem Vorsitzenden. So hat Herr Kollege Bauer auch in dieser Hinsicht den ersten und grundlegenden Anteil an der Entwicklung des

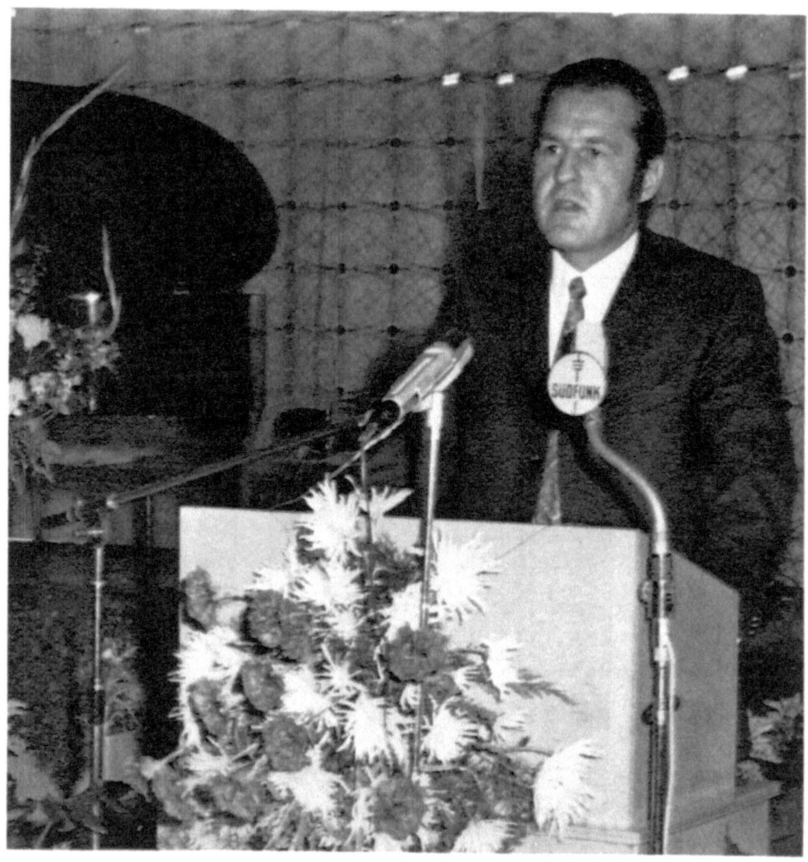

Abb. 14. Der Rektor der Universität Heidelberg, Prof. D. R. Rendtorff, eröffnet die Reihe der Grußansprachen.

Krebsforschungszentrums gehabt, wofür ihm auch an dieser Stelle, wie schon wiederholt bei früheren Gelegenheiten, der Dank und die Anerkennung der Universität Heidelberg ausgesprochen seien. Im Jahre 1963 wurde Prof. Wilhelm Doerr, zugleich mit seiner Berufung nach Heidelberg, zum Senatsbeauftragten der Universität Heidelberg für das Deutsche Krebsforschungszentrum bestellt. Er hat in den folgenden Jahren wesentlichen Anteil an der Gestaltung der Beziehungen zwischen der Universität und dem Krebsforschungszentrum gehabt. Auch ihm gilt deshalb heute ein Wort des herzlichen Dankes im Namen der Universität Heidelberg.

Ich kann die enge Verflechtung von Krebsforschungszentrum und Universität in ihrer Vielfalt jetzt nur skizzenhaft umreißen. Sie zeigt sich zunächst schon, weithin sichtbar, in *räumlicher* Hinsicht. Das Krebsforschungszentrum liegt mitten im Gelände der Universität, umgeben von Universitätsbauten, die schon vor ihm dort standen, und solchen, die nach ihm ihrer Vollendung entgegengehen oder, wie wir zuversichtlich hoffen, noch entstehen werden. Dabei zeigt die räumliche Nachbarschaft zu den Gebäuden der Theoretischen und der Naturwissenschaftlichen Medizin sowie zu den verschiedenen Disziplinen der Naturwissenschaften die engen Beziehungen in der Forschung an.

In *personeller* Hinsicht wird die Verflechtung darin sichtbar, daß die Direktoren des Krebsforschungszentrums jeweils *zugleich* als ordentliche Professoren an die Universität Heidelberg berufen werden – eine in dieser Form wohl einmalige Verbindung – und daß sich bereits eine Reihe von jüngeren Wissenschaftlern des Krebsforschungszentrums in ihren Fachgebieten an der Universität Heidelberg habilitiert hat. Viele andere personelle Querverbindungen lassen sich kaum institutionell erfassen.

In der *Forschung* sind im Laufe der Jahre zahlreiche gemeinsame Projekte zwischen Krebsforschungszentrum und verschiedenen Fachgruppen und Instituten der Universität in Angriff genommen worden. Darin liegt in gleicher Weise eine Erweiterung der Forschungsmöglichkeiten und -kapazitäten des Krebsforschungszentrums und der Universität, die sich hier auf das glücklichste gegenseitig ergänzen.

Dies soll auch in dem geplanten Sonderforschungsbereich Krebsforschung seinen Ausdruck finden.

Schließlich müssen noch einige Punkte besonders genannt werden, an denen das Krebsforschungszentrum der Universität wichtige Hilfe leistet. Ein ganzes Institut der Universität, das Institut für Systematische Botanik, hat in den Gebäuden der Betriebsendstufe des Krebsforschungszentrums Gastrecht erhalten, wodurch der Universität an dieser Stelle aus ihrer großen Raumnot geholfen wurde. Auf Bitten der Universität hat das Krebsforschungszentrum ferner der Europäischen Molekular-Biologie-Organisation (EMBO) für eine Übergangszeit Laboratoriumsräume zur Verfügung gestellt, womit eine entscheidende Voraussetzung für die Errichtung dieses bedeutenden internationalen Forschungsinstituts in Heidelberg erfüllt wurde. Weiterhin stellt das Krebsforschungszentrum der Universität seine Rechenanlagen in beträchtlichem Umfang zur Mitbenutzung zur Verfügung, wodurch es der Universität möglich wird, die Zeit bis zum Ausbau ihres eigenen Rechenzentrums zu überbrücken. Und schließlich muß besonders nachdrücklich die Übergabe der Gebäude der ersten Betriebsstufe des Krebsforschungszentrums an die Universität hervorgehoben werden. Sie hat für die Universität um so größere Bedeutung, als unsere Pläne und Hoffnungen auf einen baldigen weiteren Ausbau der Naturwissenschaften hier im Neuenheimer Feld jetzt wieder in weite Ferne gerückt sind und wir deshalb nur mit Hilfe dieser Gebäude an einigen Stellen im Bereich der naturwissenschaftlichen Fächer Raumbedürfnisse erfüllen können, die für die Aufrechterhaltung und Weiterentwicklung von Forschung und Lehre unabdingbar sind.

Wenn ich jetzt die Wünsche der Universität Heidelberg für das Deutsche Krebsforschungszentrum ausspreche, so tue ich das einerseits im Namen der Universität im ganzen und damit zugleich ihres Kanzlers, der ja in der Regel der unmittelbare Gesprächspartner des Krebsforschungszentrums ist – andererseits aber auch im Namen der Medizinischen und der Naturwissenschaftlichen Gesamtfakultät, deren Dekane mich gebeten haben, hier für sie mitzusprechen; denn es sind ja in erster Linie diese beiden Fakultäten, die mit dem Krebsforschungszentrum zusammenarbeiten. Unser Wunsch geht dahin, daß das Deutsche Krebsforschungszentrum die von uns allen erhoffte Entwicklung nehmen und daß sich die Zusammenarbeit zwischen Universität und Krebsforschungszentrum weiter entfalten und vertiefen möge – ausgerichtet auf das große Ziel, dem das Krebsforschungszentrum gewidmet ist.

Dr. Karl Korz

Erster Bürgermeister der Stadt Heidelberg

Herr Ministerpräsident!
Frau Bundesminister!
Herr Kultusminister!
Meine Damen und Herren Abgeordneten!
Sehr verehrte Damen!
Meine Herren!

Die Stadt Heidelberg erfüllt heute vormittag bei der Einweihung der Betriebsendstufe des Deutschen Krebsforschungszentrums eine besondere Freude darüber, daß die wissenschaftlichen Einrichtungen in unserer Stadt um eine für Deutschland einmalige ergänzt wurden – eine Einrichtung von brennender Aktualität.

Eine gute Tradition naturwissenschaftlicher und medizinischer Forschung wird fortgesetzt durch eine Institution, deren Arbeit im Stillen geführt werden und deren Ziel der Dienst am Nächsten ist.

Bürgerschaft, Rat und Verwaltung waren sich immer bewußt, daß dieses Institut nicht mit der Elle der Alltäglichkeit gemessen werden kann, sondern außergewöhnlicher Anstrengung bedarf – alle waren bereit, das Außergewöhnliche als Selbstverständlichkeit zu sehen – ein Beitrag der Kommune zur Realisierung dieses Werkes – das nach seiner Fertigstellung auch uns mit Stolz erfüllt. Wir wissen, daß auch in Zukunft Aufgaben bewältigt werden müssen, die unser aller Engagement erfordern. Wir wollen das Unsere dazu beitragen.

Lassen Sie auch die Stadt Heidelberg ein Wort des Dankes sagen an Legislative und Exekutive in Land und Bund, insbesondere aber an einen Mann, der für das DKFZ Spiritus rector und Motor, Initiator und Mentor war, den Nestor der Krebsforschung und Stiftungsbevollmächtigten für die Bauendstufe, Prof. Karl Heinrich Bauer.

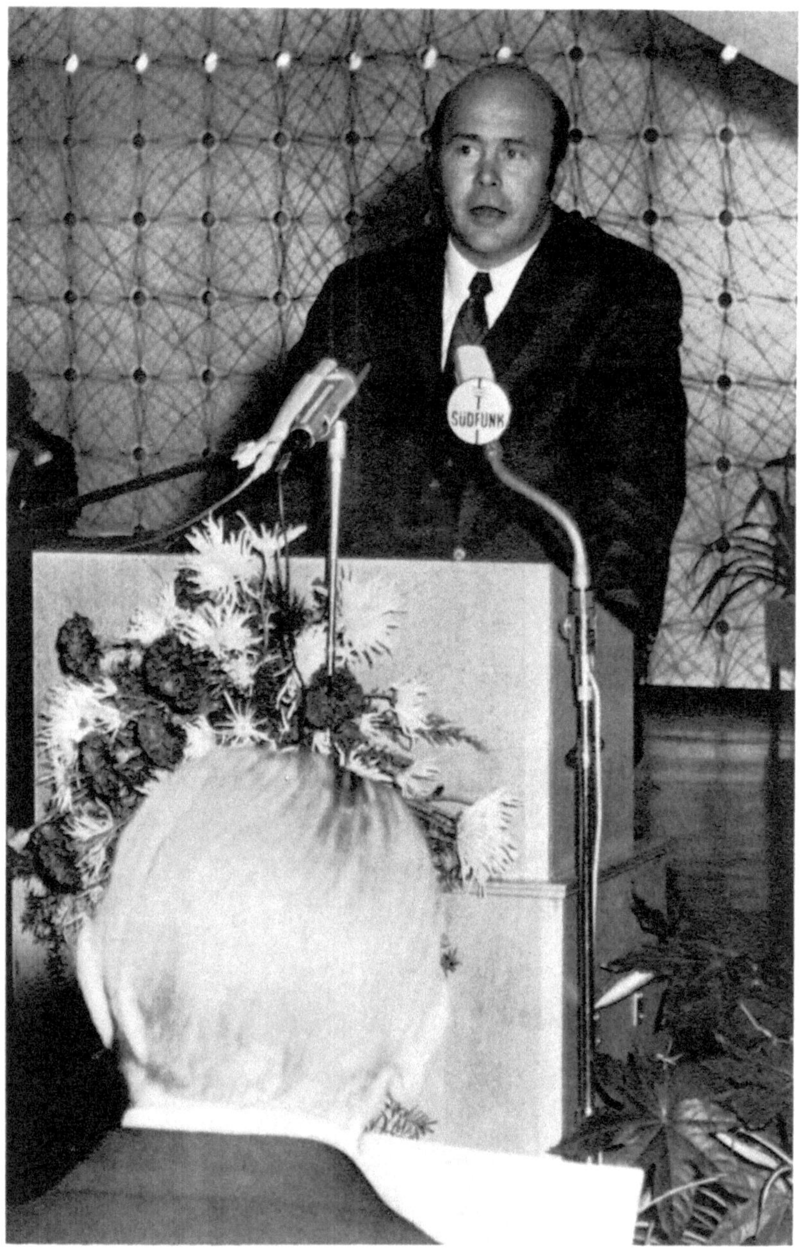

Abb. 15. Der 1. Bürgermeister der Stadt Heidelberg Dr. K. KORZ überbringt die Grüße des an der Teilnahme verhinderten Oberbürgermeisters ZUNDEL sowie der Stadt Heidelberg.

Sie, hochverehrter Herr Professor BAUER, waren für uns immer Beispiel für beispielloses Engagement, durch ihr Wirken haben sie Reaktionen initiiert – Kräfte frei werden lassen – die für das Extraordinäre von Auftrag und Aufgabe erforderlich waren. Ihnen, den Wissenschaftlern und Mitarbeitern des DKFZ möchten Bürgerschaft, Gemeinderat und Oberbürgermeister, den zu vertreten heute ich die Freude habe, wünschen, daß ihre Arbeit das menschliche Problem vergessen läßt, das Oleg an Jelena und Nicolaj in SOLSCHENIZYN's »Krebsstation« beschrieb:

> »Denn ich verlange ja gar kein langes Leben! Warum immer an irgendeine ferne Zukunft denken?...
> Teilweise habe ich mein Leben unter Bewachung zugebracht, teilweise unter großen Schmerzen – jetzt möchte ich einfach eine Zeitlang ohne Bewachung und ohne Schmerzen leben – das sind meine ganzen Wunschträume. Ich will weder nach Leningrad noch nach Rio de Janeiro, ich will nichts als in unser bescheidenes Usch-Terek. Bald ist Sommer und ich möchte diesen Sommer im Freien unter Sternen schlafen, nachts aufwachen und am Stand des Großen Bären und des Pegasus feststellen können, wie spät es ist. Nur diesen einen Sommer so leben, um die Sterne zu sehen.«

Prof. Dr. Dr. h. c. Adolf Butenandt

Ehrenpräsident der Max-Planck-Gesellschaft

Meine sehr verehrten Damen und Herren!

In die Freude und den Jubel darüber, daß nun endlich auch die Bundesrepublik Deutschland ihr »Deutsches Krebsforschungszentrum« besitzt, stimmen verständlicherweise vor allem alle jene ein, die sich als Förderer dieses Instituts fühlen und bezeichnen dürfen, seien es Initiatoren und Förderer der Idee, ein solches Institut zu gründen, seien es jene, die durch Einsatz und Opferbereitschaft halfen, die Idee der Institutsgründung am Leben zu erhalten und zu realisieren. Im Namen aller dieser Förderer heute ein Wort des Dankes für das Erreichte und einen Wunsch für die Zukunft auszusprechen, bin ich gebeten worden. –

Die Zahl der Förderer war groß, und der Versuch, sie alle einzeln zu nennen und ihren Anteil am Werke zu würdigen, müßte scheitern. Die Zahl ist groß, weil der Weg so lang war von der Erkenntnis dessen, was zu geschehen habe, bis zu dem heute erreichten *ersten* Ziel.

Wir entnehmen der zum heutigen Tage erschienenen Festschrift und wurden in der Begrüßungsansprache von Prof. BAUER daran erinnert, welch entscheidender Anteil an dem Plan, ein Deutsches Krebsforschungszentrum zu gründen, den im »Hinterzartener Gesprächskreis« vereinten Deutschen Forschern zukommt. Da ich jenem Kreise von Anfang an angehörte und lange Jahre in ihm den Vorsitz führen durfte, sei es mir erlaubt, einige ergänzende Bemerkungen zu seiner Geschichte – und damit zur Entstehung des heute einzuweihenden Instituts zu machen. Es ist nicht allgemein bekannt, daß der Hinterzartener Kreis der Nachkriegszeit seinen Vorläufer hatte in regelmäßigen Zusammenkünften der an der Krebsforschung im weiteren Sinne interessierten Wissenschaftler in Berlin-Dahlem, im Harnack-

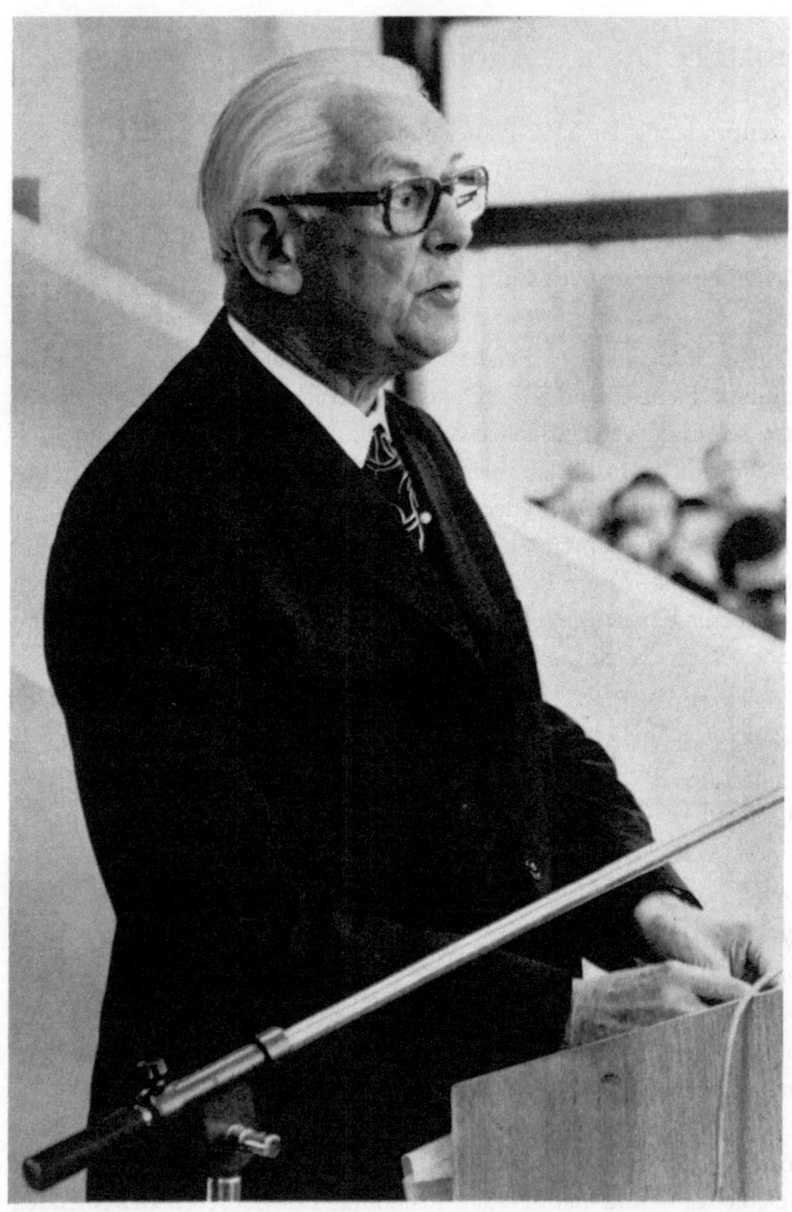

Abb. 16. Nobelpreisträger Prof. Dr. Dr. h. c. mult. A. Butenandt, Ehrenpräsident der Max-Planck-Gesellschaft, spricht für die Förderer und Freunde des Deutschen Krebsforschungszentrums und überbringt zugleich die Glückwünsche der Deutschen Forschungsgemeinschaft, des Wissenschaftsrates und der Max-Planck-Gesellschaft.

haus der Kaiser-Wilhelm-Gesellschaft. Es war Hermann Druckrey – sein Name muß heute nachdrücklich und dankbar genannt werden –, der, schon damals leidenschaftlich um eine Verbreiterung und Vertiefung der Erforschung der Ursachen bösartigen Wachstums bemüht, die Gesprächsrunde in Berlin begründete und deren Wesen prägte.

Jeder Teilnehmer sollte zwanglos von seinen Arbeiten und Ansichten berichten, auf besondere Ereignisse im internationalen Schrifttum hinweisen und Probleme herausstellen, deren Bearbeitung notwendig schien und die sich auf dem Wege geeigneter Arbeitsteilung und Zusammenarbeit lösen lassen sollten. Zusammenarbeit verstreut liegender Arbeitsgruppen in gemeinsamer Zielsetzung und die Heranbildung geeigneten Nachwuchses gehörten neben der offenen Orientierung aller Partner zu dem Ziel des Berliner Gesprächskreises. Seine Mitglieder wurden durch den Krieg in alle Winde zerstreut. Idee und Ziel der Berliner Gesprächsrunde blieben jedoch lebendig.

Hermann Druckrey, der in langen Jahren der Kriegsgefangenschaft gemeinsam mit Karl Küpfmüller die ersten entscheidenden quantitativen Ansätze zur Deutung der Krebsentstehung unter der Wirkung krebserzeugender Stoffe formulierte und damit nach dem Kriege der deutschen Krebsforschung neue Wege wies und der Präventivmedizin auf diesem Gebiet ein Tor öffnete, griff die Idee der Berliner Rundgespräche wieder auf, sobald dazu in der Nachkriegszeit Gelegenheit war. Er wurde der eigentliche Begründer des »Hinterzartener Kreises« und gab ihm dieselbe Zielsetzung, die den Berliner Gesprächen ihren Reiz gegeben hatte. Anders als vor dem Kriege konnte der Plan aber nicht mehr ohne finanzielle Hilfe durchgeführt werden. Es ist das Verdienst der *Deutschen Forschungsgemeinschaft* unter ihrem Präsidenten Ludwig Reiser, die Notwendigkeit erkannt zu haben, Mittel der Deutschen Forschungsgemeinschaft nicht nur für konkrete Forschungsaufgaben, sondern auch für regelmäßige Zusammenkünfte von Gelehrten zur Verfügung zu stellen, die indirekt zur Förderung einzelner Projekte und zugleich zur Heranbildung wissenschaftlichen Nachwuchses führten. Der »Hinterzartener Kreis« wurde zu einem fortlaufend unterstützten Unternehmen der Deutschen Forschungsgemeinschaft. Das Hotel »Adler« übernahm in jedem Frühjahr für den

Gesprächskreis die Aufgabe, die einst das Harnackhaus in Berlin-Dahlem erfüllt hatte. Zu dem Kern der deutschen Mitglieder des Hinterzartener Gesprächskreises traten in wechselnder Reihenfolge bedeutende ausländische Krebsforscher als Gäste, welche die Diskussionen ungewöhnlich bereicherten, mußten wir doch nach dem Krieg erst allmählich lernen, was sich in den Jahren unserer Isolierung in der Welt an Erkenntnisfortschritten vollzogen hatte. Es ist nicht zu leugnen, daß der »Hinterzartener Kreis«, der von der Deutschen Forschungsgemeinschaft unter deren Präsidenten GERHARD HESS und JULIUS SPEER stetig weiter gefördert wurde, viele Initiativen für die Forschung in der Bundesrepublik Deutschland setzte, zahlreiche Gemeinschaftsarbeiten entwickelte und gezielte Nachwuchsförderung anregte. Viele Kommissionen, die von der Deutschen Forschungsgemeinschaft berufen wurden, um Wege aufzuweisen, wie man krebserzeugende Noxen in Ernährung und Umwelt des Menschen ausschalten kann und um die wissenschaftlichen Grundlagen für dazu notwendige gesetzgebende Maßnahmen zu liefern, haben hier ihren Ursprung; und schließlich keimte auf diesem Boden die Idee, in der Bundesrepublik Deutschland ein Krebsforschungszentrum zu gründen Man erhob diese Forderung in der Öffentlichkeit und versprach sich gegenseitig, ein jeder solle an seinem Platz und nach seinen Kräften für ihre Realisierung wirken. Man stellte einen Antrag an die Deutsche Forschungsgemeinschaft, den Plan zur Gründung eines Krebsforschungsinstituts zu fördern und hatte einen ersten großen Erfolg: Die Deutsche Forschungsgemeinschaft ging voran und stellte auf Grund der Initiative ihres Präsidenten GERHARD HESS eine beträchtliche Summe als Anfangskapital zur Gründung des Instituts zur Verfügung. Trotz dieses Anfangserfolges erwies sich der weitere Weg als langsam und beschwerlich. Die Max-Planck-Gesellschaft, die von der Deutschen Forschungsgemeinschaft und dem Hinterzartener Kreis aufgefordert wurde, das Krebsforschungsinstitut als Max-Planck-Institut zu gründen und zu betreuen, konnte sich – noch gebunden an alte Traditionen, die erst nach 1960 allmählich überwunden wurden – in den Jahren 1955/56 nicht entschließen, die von der Deutschen Forschungsgemeinschaft angebotenen Mittel zu übernehmen und ein Forschungszentrum nach den Vorstellungen des Hinterzartener

Kreises, der ein interdisziplinär ausgerichtetes Institut unter kollegialer Leitung wollte, zu entwickeln. Sie lehnte das Angebot ab, versprach aber, Rat und Hilfe für die Gründung des Zentrums außerhalb der Max-Planck-Gesellschaft zu geben. Ich glaube, sie hat dieses Versprechen gehalten.

Die dann einsetzende Diskussion über die bestmögliche Organisationsform – sollte es ein Institut in oder an einer Universität, ein Bundes- oder Landesforschungsinstitut, ein von einer Stiftung oder von einem Verein getragenes Institut werden – und der Meinungsstreit, ob in einem föderativen System dem Bund oder den Ländern der Vorzug zufallen solle, müsse oder dürfe, das Institut zu finanzieren, hat manchen der anfänglich begeisterten Förderer der Idee müde und verzagt gemacht.

Aber nicht alle! Einer ist als Fackelträger vorausgegangen: KARL HEINRICH BAUER. Unterstützt von der Deutschen Forschungsgemeinschaft und dem nie erlahmenden Einsatz ihres Präsidenten GERHARD HESS, gestützt auf die Autorität des Wissenschaftsrates und auf Rat und Hilfe einiger Getreuer, hat er den Weg zum Ziel gewiesen. Viele neue Förderer des Projektes wurden gewonnen und vieler Hände Arbeit war nötig, um das Ziel zu erreichen – aber ohne die Initiativen von KARL HEINRICH BAUER würden wir heute dieses Institut nicht einweihen können. Da sein Anteil an dem Werk aus dem von ihm selbst verfaßten geschichtlichen Überblick in der Festschrift verständlicherweise nicht hervorgeht, möchte ich diese Lücke schließen, indem ich mit ein paar markanten Strichen, die den Ablauf der Dinge vielleicht etwas vereinfachen, dafür aber den Kern der Sache um so klarer hervortreten lassen, sagen, wie KARL HEINRICH BAUERS Freunde sein Wirken für die Realisierung des Krebsforschungszentrums sehen: Er hat in eigener Verantwortung und mit der nur ihm eigenen Tatkraft und Überzeugungsfähigkeit die Gründung des Instituts in Heidelberg beschlossen und durchgesetzt. Natürlich wurden alle Schritte legalisiert, aber – sehr zum Vorteil der guten Sache – oft erst, nachdem irreversible Fakten geschaffen waren. Durch Gründung eines Vereins zur Förderung des Deutschen Krebsforschungszentrums schuf er sich Kapital und eine eigene Hausmacht, überzeugte die Universität – seine

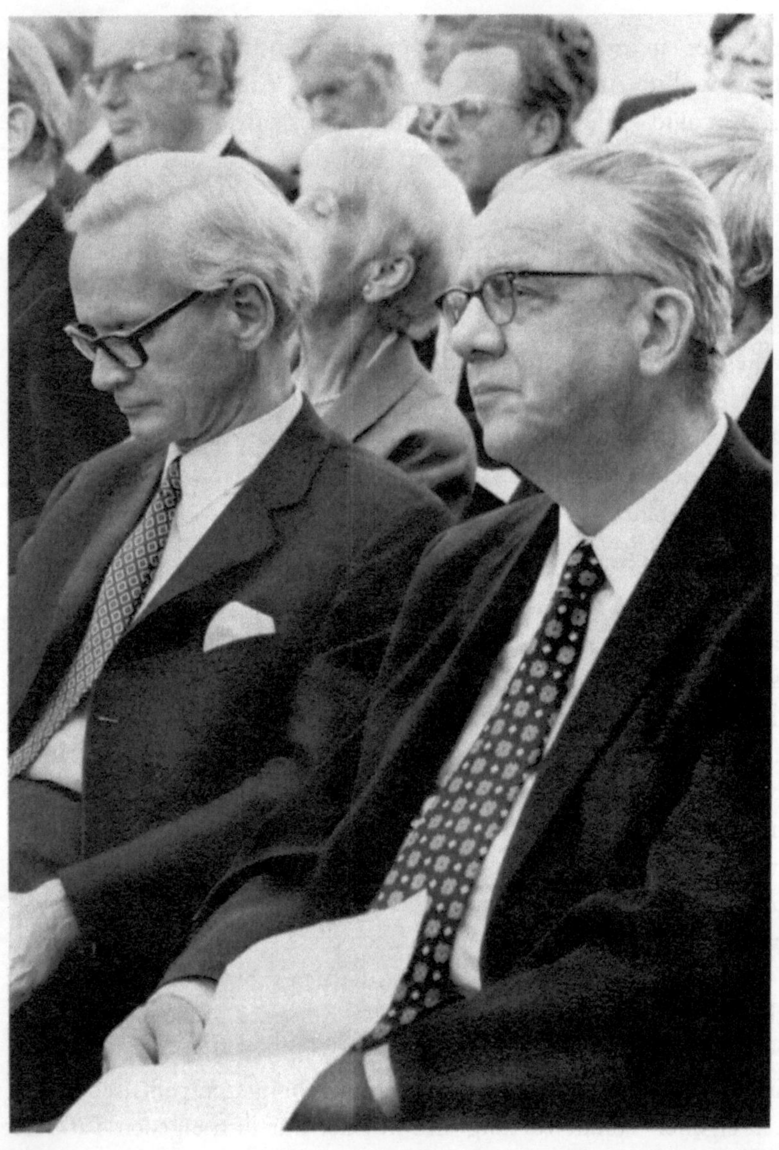

Abb. 17. Ehrengäste der Einweihungsfeier: Links: Prof. Dr. Dr. GERHARD HESS, früher Rektor der Universität Heidelberg, in der entscheidenden Vorplanung des DKFZ Präsident der Deutschen Forschungsgemeinschaft.
Rechts: Prof. Dr. W. DOERR, Direktor des Pathologischen Instituts der Universität Heidelberg, mehrere Jahre Senatsbeauftragter der Universität Heidelberg für das DKFZ, jetzt Präsident der Heidelberger Akademie der Wissenschaften.

Universität Heidelberg, daß sie ihm zu folgen habe, gewann alle einflußreichen Politiker des Landes Baden-Württemberg und später des Bundes, mobilisierte die Öffentlichkeit, vergab als Vorsitzender des Vereins Bauaufträge, bevor alle vorgeschriebenen Genehmigungen erteilt waren, steckte manchen Tadel und Vorwurf gelassen ein, gewann das Land zur Finanzierung der »Stiftung Deutsches Krebsforschungszentrum« und veranlaßte den Bund, nun seinerseits nachzuziehen. Wahrlich ein eindrucksvolles Beispiel, was ein Einzelner in einer Demokratie zu leisten und durchzusetzen vermag, wenn er verantwortungsfreudig mit Leidenschaft und Hingabe einer großen und guten Sache dient, die dem Wohle des ganzen Volkes, ja der Menschheit zugute kommen soll.

Ich bin gewiß, daß ich im Namen aller Förderer des Deutschen Krebsforschungszentrums spreche, wenn ich als erstem KARL HEINRICH BAUER von Herzen danke und ihm unsere große Verehrung aussprech.

Wir danken ferner allen, die das Weitere für die Verwirklichung des Planes taten und für die künftige Unterhaltung des Instituts einstehen, vor allem dem Lande Baden-Württemberg und dem Bund sowie der Stiftung Volkswagenwerk. Wir danken allen, die die mühsame Kleinarbeit zu leisten haben, wir danken den Mitgliedern von Verwaltungsrat und Kuratorium; wir danken schließlich denen, die sich bereit gefunden haben, als Wissenschaftler, Techniker, Arbeiter und Angestellte im Institut zu wirken und die letztenendes über seine Zukunft, seine Bedeutung, seinen Ruf, seine Erfolge, d.h. über seine Daseinsberechtigung, entscheiden werden.

Es ehrt mich, daß ich diesen Dank auch im Namen der Deutschen Forschungsgemeinschaft aussprechen darf, die wahrlich selbst in dieser Stunde viel Dank verdient. Ich spreche auch im Namen der Max-Planck-Gesellschaft, deren Präsident mich mit seiner Vertretung beauftragte und dessen Grüße ich überbringe.

Der Dank aller Förderer sei verbunden mit herzlichen Wünschen für die zukünftige Entwicklung des Deutschen Krebsforschungszentrums. Wir wünschen ihm große wissenschaftliche Erfolge.

Was aber heißt »wissenschaftlicher Erfolg«? Nachdem so hochgespannte Erwartungen laut wurden, möchte ich davor warnen, den Erfolg der wissenschaftlichen Arbeit dieses Instituts von nun an ausschließlich an dem Fortschritt in der Bekämpfung und in der Therapie bösartiger Geschwülste zu messen. Das bösartige Wachstum ist ein biologisches Grundproblem. Seine letzten Ursachen wird man nur erkennen, wenn man geduldig die Gesetzmäßigkeiten der grundlegenden Lebensvorgänge studiert. Jeder Beitrag hierzu ist letztenendes ein Beitrag zur Lösung der speziellen Fragen, um die es uns hier geht. Daher benötigt das Institut eine breit angelegte biologische Grundlagenforschung, deren Ergebnisse in die Erfolgskontrolle einzubeziehen sind.

Unsere Wünsche für die Zukunft des Instituts gelten vor allem allen am Institut Tätigen. In ihren Händen liegt nun vor allem das Schicksal des Deutschen Krebsforschungszentrums. Möge ein jeder, der den Vorzug hat, in diesem herrlich eingerichteten Institut zu arbeiten, sich der Verantwortung bewußt sein, die er vor der Öffentlichkeit trägt. Möge jeder sich in erster Linie als *Diener* einer großen gemeinsamen Aufgabe fühlen.

Als einer, der die Entwicklung des Deutschen Krebsforschungszentrums von der ersten Stunde an erlebt und mitgetragen, aber in den letzten Jahren viele Diskussionen um dessen innere Struktur mit Sorge verfolgt hat, möchte ich heute wiederholen dürfen, was ich im Juni dieses Jahres auf der Jahresversammlung der Max-Planck-Gesellschaft als deren scheidender Präsident gesagt habe. Es war an die Adresse der Max-Planck-Institute und der in ihnen Tätigen gerichtet, gilt aber auch hier:

»Förderung der Wissenschaft heißt der Wissenschaft *dienen,* ebenso wie Wissenschaft treiben nicht ein Selbstzweck ist, sondern Dienst an der Allgemeinheit, d.h. an der Gesellschaft oder an der Menschheit, bedeutet. Ich habe das Wort ›dienen‹ mit Absicht verwandt. ›Dienen‹ ist ein Begriff, der in der Diskussion über Mitbestimmung und Demokratie, wie es scheint, oft vergessen wird. Alle wollen herrschen, aber niemand will mehr nur einer Aufgabe dienen, d.h. sich in die gesetzten Bedingungen einfügen, in dem gegebenen Rahmen das Bestmögliche zu erreichen suchen, ohne den Anspruch zu erheben, dort zu bestimmen, wo eine übernommene Verpflichtung keine Voraussetzungen für Herrschaftsansprüche beinhaltet.«

Wenn alle im Deutschen Krebsforschungszentrum Tätigen sich als Diener an der gemeinsamen Forschungsaufgabe fühlen, brauchen wir uns um zukünftige Erfolge nicht zu sorgen, denn dann wird ein Geist im Hause walten, der sich an den Maximen echter Wissenschaft orientiert, die Ernst Kretschmer überzeugend formuliert hat:

»Wissenschaft ist eine Frage des Charakters,
der strengen Zucht
und des Verzichtes,
eine Frage der Redlichkeit,
der Unerbittlichkeit,
der aufrechten Gesinnung
und eines unendlichen Leistungswillens.«

Marc Delauche

Brüssel, in Vertretung für

Prof. Dr. John Kendrew

European Molecular Biology Organization

Es mag für unsere Zeit und für den Zustand der europäischen Wissenschaft und Technologie kennzeichnend sein, daß Sie einen nicht zu Ihrem Land gehörigen Vertreter einer von mehreren Nationen getragenen wissenschaftlichen Organisation aufgefordert haben, das Wort zu ergreifen.

Sie hätten es in jedem Fall nicht besser zeigen können, daß Sie der alten und stolzen Tradition dieser Stadt Heidelberg und seiner Universität treu bleiben wollen, indem Sie den Fremden aufnehmen und ihn wie alle bekannten Persönlichkeiten gleich behandeln.

Sie haben hier, insbesondere dank des Enthusiasmus und des nicht nachlassenden Eifers von Professor BAUER und seiner engsten Mitarbeiter, die ich hier besonders würdigen möchte, Sie haben hier ein Institut gebaut, dessen Zweck auf die Verbesserung der Lebensbedingungen des Menschen gerichtet ist.

In der Art und Weise wie Sie es gebaut haben, haben Sie aufgezeigt, daß dieses humanitäre Ziel nur erreicht werden kann durch eine kohärente Einheit zahlreicher wissenschaftlicher Disziplinen.

Wenn Dr. KENDREW – ich habe die Ehre hier heute an seiner Stelle zu sprechen – wenn Dr. KENDREW heute unter Ihnen sein könnte, würde er Ihnen sagen, in welchem Umfang der Enthusiasmus, der Eifer, die gegenseitige Durchdringung der wissenschaftlichen Disziplinen, der Wille, das Wohlbefinden der Menschen zu fördern, für die Geburt des Europäischen Laboratoriums für Molekularbiologie bestimmend war. Die Molekularbiologen wollen, wenn sie nach Heidelberg kommen,

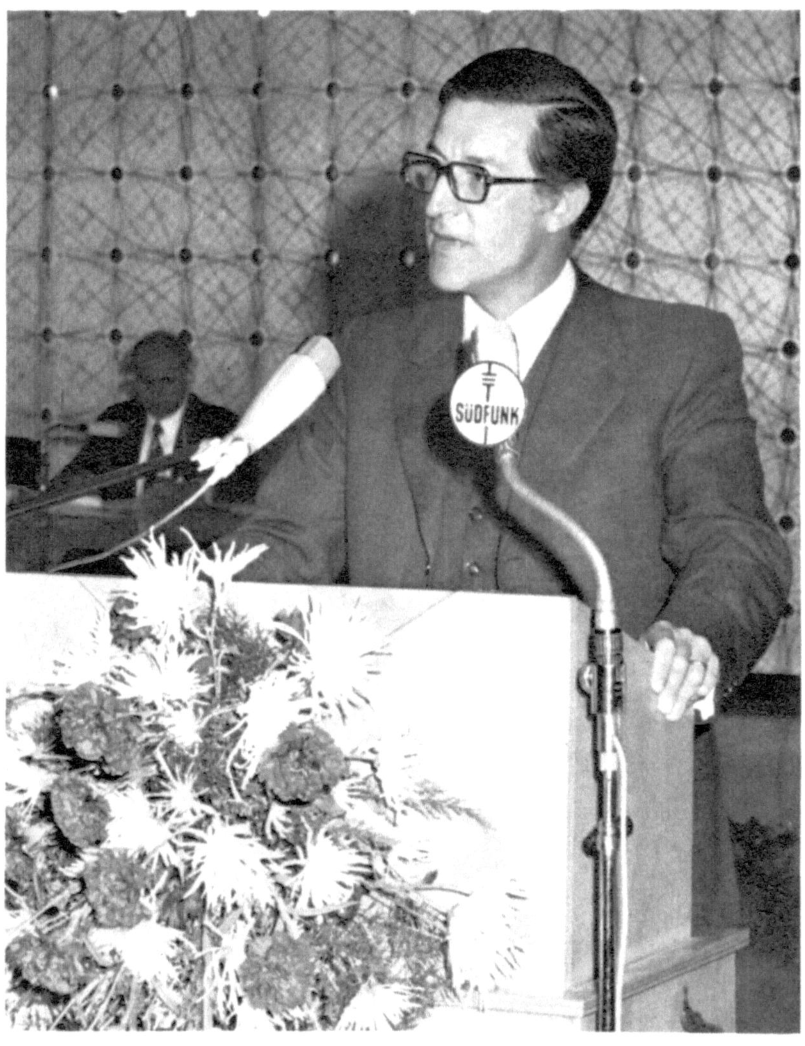

Abb. 18. Herr MARC DELAUCHE - Brüssel überbringt für den durch eine Veranstaltung in London verhinderten Nobelpreisträger J. C. KENDREW die Glückwünsche der EMBO (European Molecular Biology Organization).

auf den Hügeln oder in der Stadt die wissenschaftliche Atmosphäre finden, die von so großer Bedeutung für den Erfolg dieser für die Zukunft so vielversprechenden Wissenschaft ist.

Ihnen wurde bereits ein warmer Empfang bereitet. Sie sehen heute hier die Krönung nicht nachlassender Anstrengungen einer Forschergruppe.

Für den Erfolg des Unternehmens, für erfolgreiche Forschungen bringen sie heute ihre aufrichtigen Wünsche vor und begrüßen diese Ausweitung der wissenschaftlichen Gemeinschaft, die sich durch die gegenseitige Unterstützung auszeichnet, die sich alle von dem gleichen Ideal bewegten Menschen gewähren.

Dr. John Higginson

International Agency for Research on Cancer, Lyon

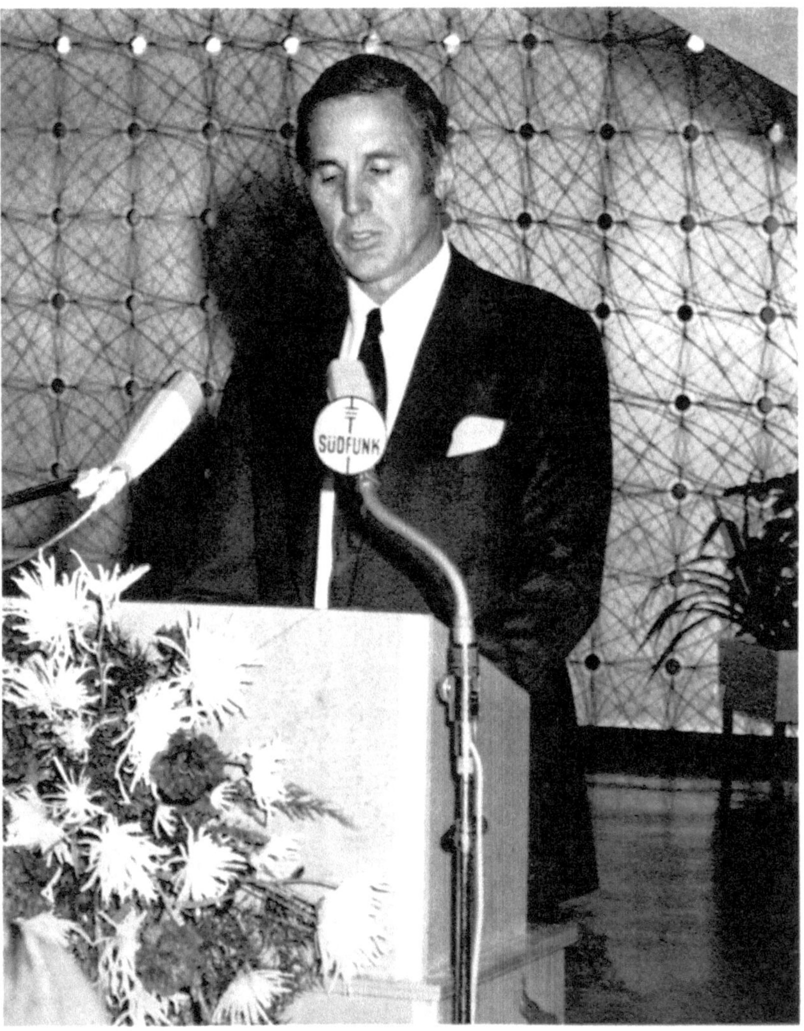

Abb. 19. Dr. J. Higginson-Lyon überbringt die Grüße und Glückwünsche der IARC (International Agency for Research on Cancer) und der WHO, Genf.

It is a great pleasure for me to be here this morning, both as Director of the International Agency for Research on Cancer and as representative of the Director-General of the World Health Organization. I am delighted to take this opportunity to present our congratulations to the German government, to Professor BAUER and to all involved in the building of these magnificent new laboratories, which are a worthy tribute to Germany's long and fruitful history in the field of cancer research. We are aware that this centre has become and will continue to be one of the most effective in Europe, being part of the international effort to understand the biological nature of cancer and thus provide a sound scientific basis for future prevention and cure. I think it is right to add that this building is only a step in a long and costly endeavour, as cancer only gives up its secrets slowly and with great effort.

During the past few years we have been happy to note the close collaboration that has existed between the International Agency for Research on Cancer, the World Health Organization and our colleagues in Heidelberg. The latter have contributed significantly to the working parties and committees of the Agency. Thus, this new building represents a further key-stone permitting more collaboration at the international level in the attack of a dread disease which is the second cause of death and probably the most important disease in terms of personal misery in industrialised states.

I therefore conclude by offering to my German colleagues every good wish for future success.

Prof. Dr. A. V. Chaklin

World Health Organization, Regional Office for Europe, Kopenhagen

Sehr geehrte Frau Minister!
Hochverehrter Jubilar!
Herr Direktor!
Meine Damen und Herren!

Ich habe die außerordentliche Ehre, Ihnen, hohe Festversammlung, anläßlich der Eröffnung des Deutschen Krebsforschungszentrums hier in Heidelberg im Namen des Regionaldirektors des Europäischen Büros der Weltgesundheitsorganisation, Dr. Leo A. Kaprio, die herzlichsten Glückwünsche zu überbringen. Ich möchte Ihnen zu diesem wunderbaren Gebäude, das mit hervorragenden und modernsten Geräten ausgerüstet ist, gratulieren, und allen, die hier arbeiten, viel Erfolg für ihre wissenschaftliche Arbeit im Dienste des Menschen wünschen.

Wie Sie wissen, steht heute der Krebs in den meisten europäischen Ländern als Todesursache an zweiter Stelle nach den Herzkreislauferkrankungen. Wenn wir nun aber nicht nur die Todesursachen-Statistik berücksichtigen, sondern auch auf das große Gebiet der Präkanzerosen einen Blick werfen, dann sehen wir, welche hervorragende Stellung gerade diesem Problem im Rahmen des Gesundheitswesens zukommt. In vielen Ländern räumt man heute besonders der Aetiologie und Pathogenese maligner Erkrankungen im Rahmen der wissenschaftlichen Forschung einen besonderen Platz ein. Das wiederum bringt neue und verbesserte Methoden in der Diagnostik und Behandlung von Malignomen und bereitet den Weg für eine erfolgversprechende Prophylaxe. Neue Schritte in der Virologie, Immunologie und Genetik bringen uns näher der Antwort auf die Frage nach der Ursache dieser Erkrankungen.

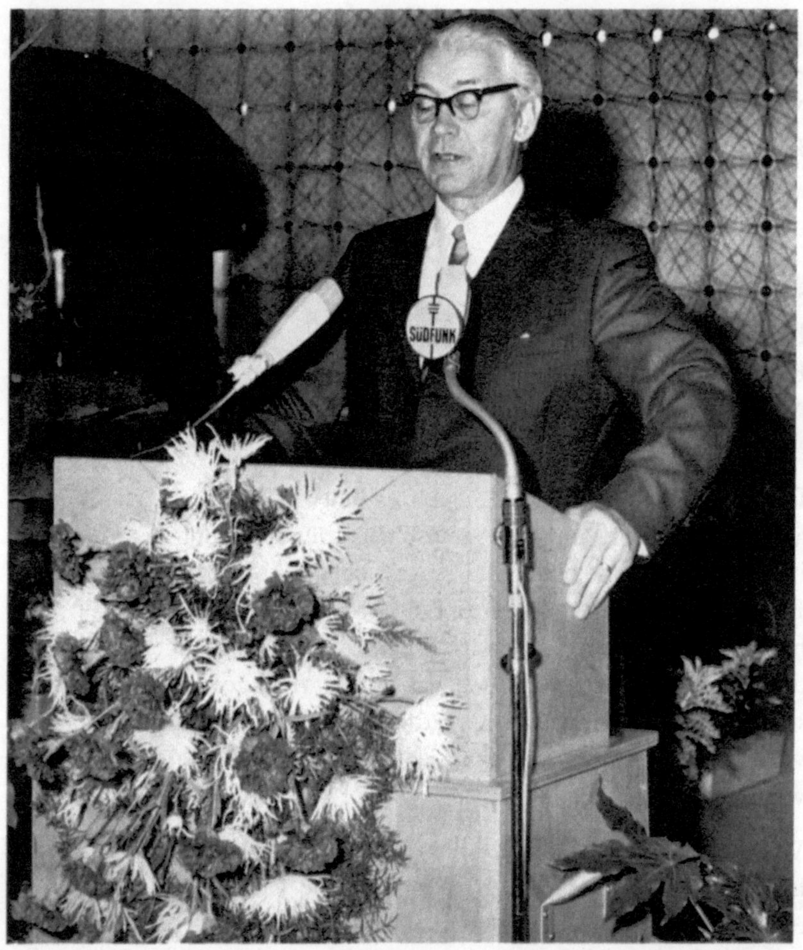

Abb. 20. Prof. A. V. CHAKLIN spricht Grußworte für die Weltgesundheitsorganisation in seiner Eigenschaft als Repräsentant des Regional-Office für Europa.

Experimentelle Arbeiten und ganz besonders die Epidemiologie haben uns wichtige Hinweise auf krebsfördernde Faktoren gebracht. Es ist in diesem Zusammenhang weit über die Grenzen dieses Kontinents hinaus bekannt, daß die Forscher eben dieses Landes, unter ihnen Professor BAUER und seine Mitarbeiter, zu allen Zeiten einen hervorragenden Beitrag geleistet haben.

Die Weltgesundheitsorganisation verfolgt daher mit größtem Interesse in den verschiedenen Ländern die Entwicklung auf dem Gebiete der Krebsforschung und Krebsbekämpfung.

Im November dieses Jahres wird in Oslo eine Arbeitsgruppe der WHO zusammentreten und über das Thema »Comprehensive Cancer Control Programmes in the European Region« beraten. Dies ist der erste Schritt zur Vorbereitung einer WHO-Konferenz, die sich voraussichtlich 1976 mit den weitreichenden Problemen dieses Gebietes beschäftigen wird.

Ein anderes Projekt unseres Europäischen Büros trägt der Tatsache Rechnung, daß auch im Kindesalter maligne Erkrankungen nach den Unfällen an zweiter Stelle in der Todesursachenstatistik rangieren.

Die WHO möchte in Hinkunft im Rahmen der vergleichenden Epidemiologie eine zentrale Vermittler-Rolle einnehmen, welche erlaubt, die von den Wissenschaftlern gewonnenen Ergebnisse auf kürzestmöglichem Weg den Europäischen Regierungen zur Verfügung zu stellen, und andererseits den interessierten wissenschaftlichen Zentren bestmögliche statistische Information anzubieten. Ich sehe, daß besonders auf dem Gebiete der Krebsprävention und der Gesundheitserziehung vielversprechende Möglichkeiten einer engeren Zusammenarbeit zwischen Ihrem Institut und dem Europäischen Regionalbüro der WHO gegeben sind. In der Hoffnung, daß sich diese Möglichkeiten in naher Zukunft realisieren, wünsche ich den Verantwortlichen dieses Institutes und ihren Mitarbeitern nochmals viel Erfolg in ihrer verantwortungsvollen Arbeit.

Prof. Dr. G. A. Chiurco

Centro Internationale Studio Precancerosi e Condizioni Premorbidichi
Rom

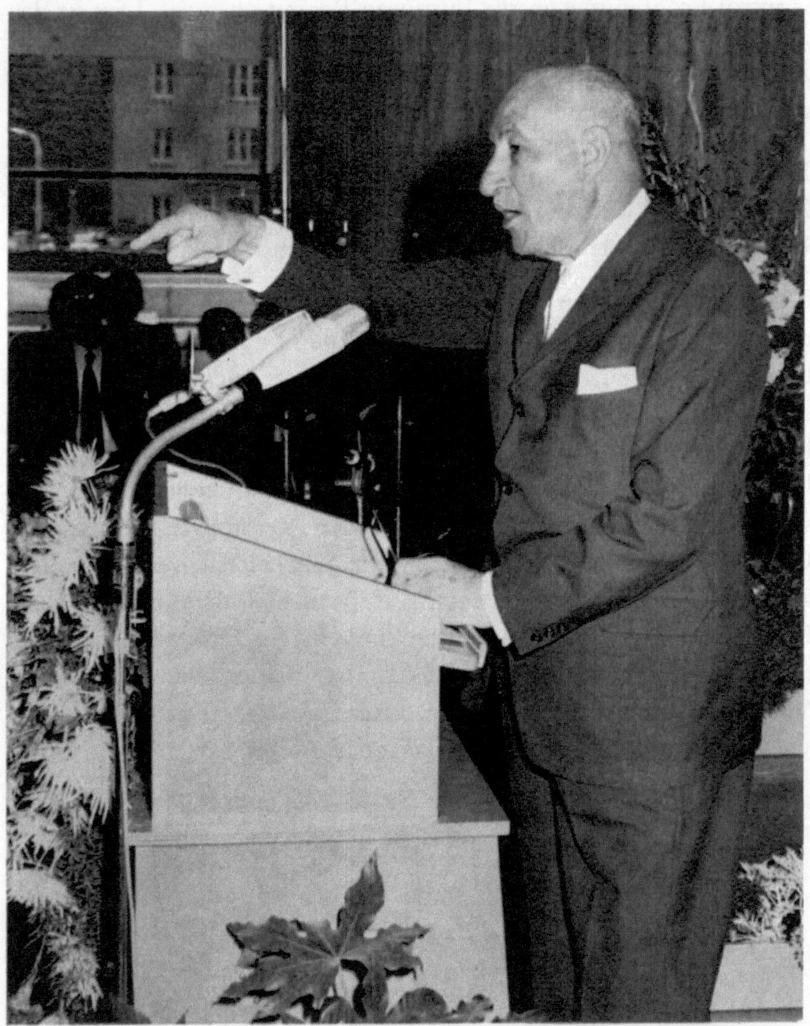

Abb. 21. Prof. Dr. G. A. CHIURCO-Rom (bereits Gast des DKFZ beim »1. Spatenstich« der Betriebsendstufe) überbringt als General-Direktor des Internationalen Forschungszentrums für Vorkrebskrankheiten, Rom, die Grüße seines »CESPRE«.

Nobelpreisträger Professor BUTENANDT,
Herr Ministerpräsident!
Meine Herren Minister!
Magnifizenz!
Liebe Kollegen!
Sehr verehrter, lieber Herr Kollege BAUER!
Meine Damen und Herren!

An diesem Tag der feierlichen Einweihung des lange entbehrten, viel gewünschten und umstrittenen, doch unentbehrlichen und so wichtigen Deutschen Krebsforschungszentrums in Heidelberg ist es mir, dem Beauftragten des Beirats und des Präsidenten der Accademia Tiberina in Rom, Professor DUCA IGOR ISTOMIN-DURANTI, eine besondere Ehre und Freude, Ihnen, verehrter Maestro, dem Ideator und Stiftungsbevollmächtigten des großartigen Instituts für Krebsforschung, die höchste wissenschaftliche Auszeichnung der 160 Jahre alten Accademia und der Legion d'Oro, deren Mitglied Sie bereits sind, den goldenen Äsculap mit Diplom, auf einstimmigen Beschluß der Accademia Tiberina und des Centro Internazionale Studio Precancerosi – CESPRE – in Rom, zu überreichen.

Den Glückwünschen der Accademia, der Legion d'Oro und des Cespre für Sie, Ihre treuen Mitarbeiter, unter denen leider der Freund HANS LETTRÉ fehlt, und das einzigartige Institut und seine segensreiche Arbeit für die leidenden Menschen füge ich meine wärmsten persönlichen Wünsche hinzu in Bewunderung Ihrer Tat, Ihres Mutes und Ihrer Ausdauer bis zur Vollendung Ihres Werkes, das Deutschland zu hoher Ehre gereicht, auch weil alle Lasten und Opfer, die die Schaffung eines solchen Studienkomplexes gefordert hat, von Deutschland allein, ohne fremde Hilfen und Erleichterungen, getragen worden sind.

Ich kann nicht umhin, in diesem Augenblick an den für mich und mein »Centro« so fruchtbaren, zur Kraftquelle gewordenen Einfluß Ihrer Ideen zur Krebsbekämpfung und -prophylaxe, zur Syncarcinogenese, zur Epidemiologie und zu den Präcancerosen und ihrer Prä-

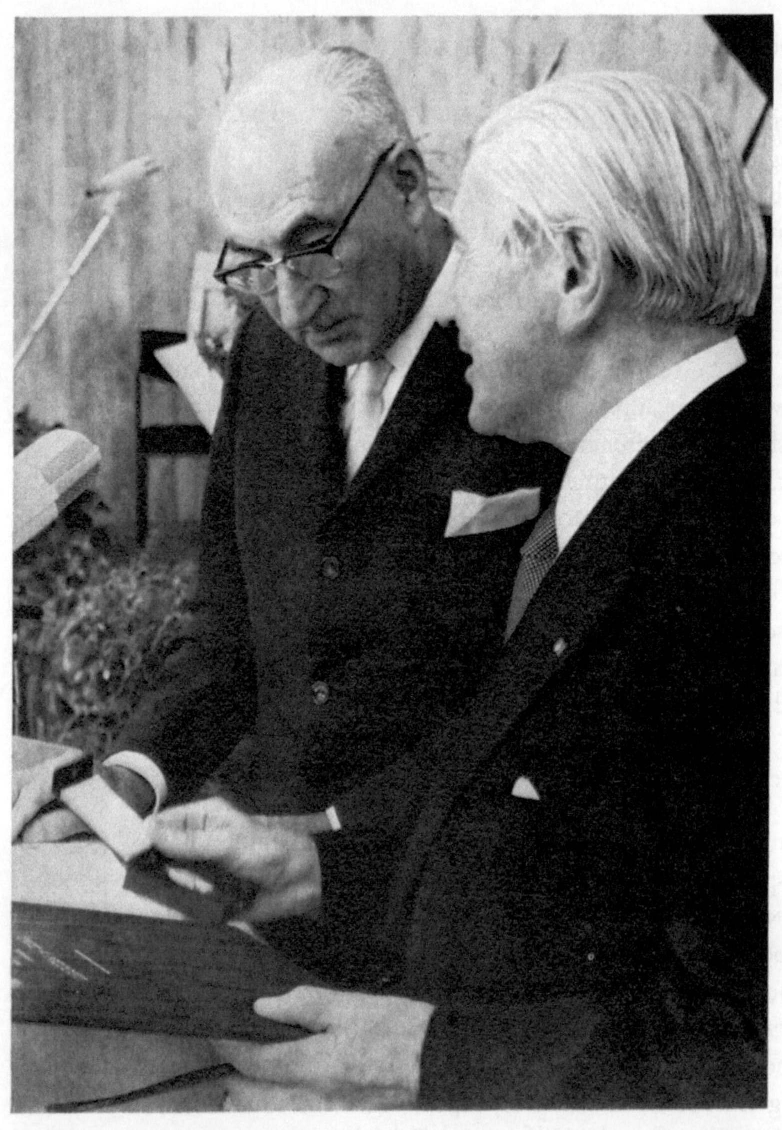

Abb. 22. Prof. Dr. Chiurco überreicht im Auftrag der *Accademia* Tiberina und der Unione della Legion d'Oro den *Premio Esculapio* in Gold.

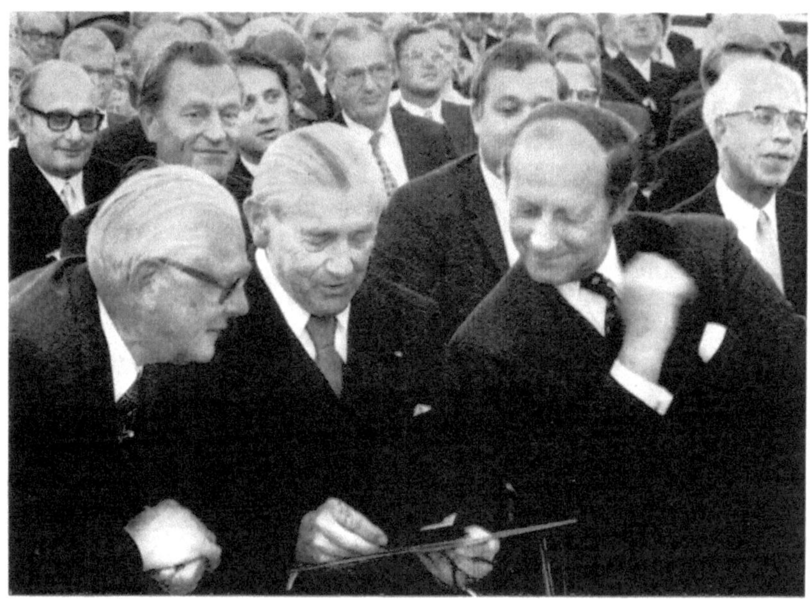

Abb. 23. Nobelpreisträger Prof. BUTENANDT und Ministerpräsident Dr. FILBINGER betrachten gemeinsam mit Prof. K. H. BAUER die ihm soeben verliehene Plakette des Goldenen Äsculap (in der 2. Reihe von links nach rechts: Prof. D. SCHMÄHL, Architekt Prof. HEINLE, etwas verdeckt Verwaltungsdirektor SAMBEL, Prof. QUADBECK (Dekan der Medizinischen Gesamtfakultät), am rechten Bildrand Regierungspräsident Dr. MUNZINGER.

vention, im Bilde der Ökologie, auf unsere Arbeit zu erinnern und Ihnen dafür Dank zu sagen.

Die in Ihrem Buch »Das Krebsproblem« kondensierten und unterbauten Überzeugungen haben unser CESPRE ermutigt, auf dem Kongreß der Internationalen Gesellschaft für Chirurgie in Mexico City, 1957, über die prämorbiden und präcancerösen Zustände sowie die Präcancerogenese zu sprechen.

Verehrter Maestro, noch Vieles hätte ich zu sagen angesichts Ihrer umfassenden, tiefgeprägten Persönlichkeit, die mir in idealer Weise dem Worte Ciceros

»non nobis solum nati sumus
... homines autem
hominum causa esse generatos,
ut ipsi inter se aliis
alii prodesse possent«

zu entsprechen scheint und dem ich als innigen Wunsch für Ihr weiteres Schaffen und Leben die Worte hinzufüge: ad multos annos! Aber am Ende ist es mein Wunsch, Ihrer Mitarbeiterin »in silentio«, Frau Inge Bauer, auch meinen Dank und die herzlichsten Glückwünsche zu sagen an diesem Ehrentage für ihren Mann.

Schlußwort

Prof. Dr. K. H. Bauer

Hochverehrter, lieber Herr Kollege CHIURCO!

Ich sehe: Meine Bitte – nach so vielen Ehrungen, die ich schon empfing – heute von einer neuen Auszeichnung abzusehen, ist – verständlicherweise – nicht bis zum fernen Rom gedrungen. Um so größer ist für mich die Überraschung und die Freude, heute, sicher auf Ihre Veranlassung, durch die hohe Auszeichnung der altehrwürdigen ACCADEMIA TIBERINA und der UNIONE della LEGION D'ORO durch den »Goldenen Aeskulap« geehrt zu werden. Herzlichen Dank Ihnen und durch Sie – zunächst mündlich – auch Ihrer ACCADEMIA TIBERINA und der LEGION D'ORO!

Für uns Alle sind Sie unser bislang häufigster Gast und für eine Reihe von uns unser Gastgeber bei Ihren internationalen Kongressen in Rom. Sie sind zugleich für uns der einzige Gast, der, zusammen mit Ihrer verehrten Frau Gemahlin, unserer Landsmännin, am allerersten Anfang unserer Bauendstufe, am 3. Dezember 1969 beim »ersten Spatenstich« mit dabei war und heute wieder mit uns die Einweihung feiert.

Wohl habe ich allen Festrednern nach ihren Ansprachen im Zwiegespräch sogleich gedankt, lassen Sie mich aber ganz zum Schluß – zugleich im Namen aller DKFZ-Angehörigen – allen Festrednern nochmals coram publico für alle Grußworte und Glückwünsche und allen unseren sonstigen Gästen für ihr Kommen aufrichtigst danken. Nun aber ganz zum Schluß – mit einem Dankesgruß an die Künstler – hat MOZART das Wort!

Festmusik

W. A. Mozart

Klavierquartett Nr. 1 g-moll, KV 478
3. Satz: Rondo (Allegro moderato)

Ausführende:
Prof. Carl Seemann, Prof. Ulrich Grehling, Prof. Ulrich Koch, Prof. Atis Teichmanis (Staatliche Hochschule für Musik, Freiburg)

Festausklang

Stehempfang im Casino des Deutschen Krebsforschungszentrums

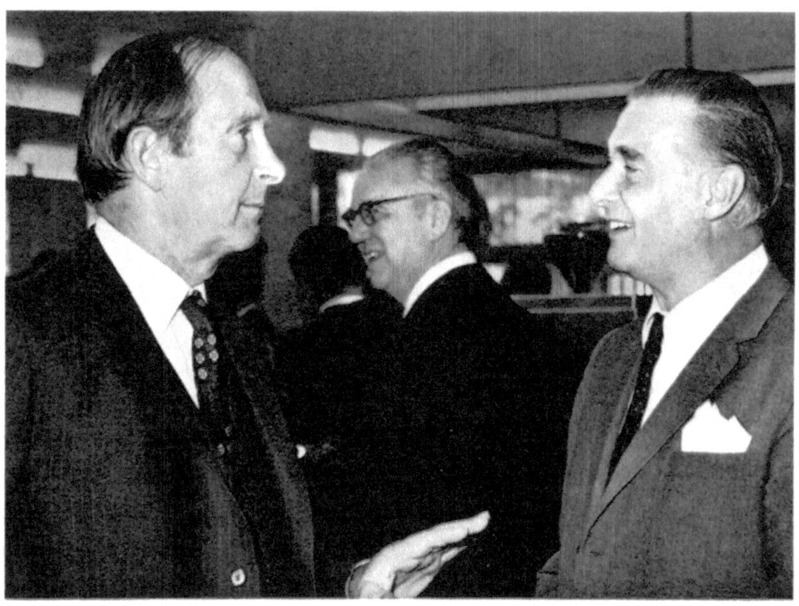

Abb. 24. Schnappschuß vom Stehempfang des DKFZ im Anschluß an die Einweihungsfeier. Links: Ministerpräsident Dr. H. FILBINGER, in der Mitte Prof. Dr. W. DOERR, rechts Prof. Dr. HANS SCHNEIDER, Gründungsmitglied der »Senatskommission für die Errichtung eines Deutschen Krebsforschungszentrums an der Universität Heidelberg«, Initiator und 2. Vorsitzender des ursprünglich gleichnamigen Vereins, heute umbenannt in »Verein zur Förderung der Krebsforschung in Deutschland«.

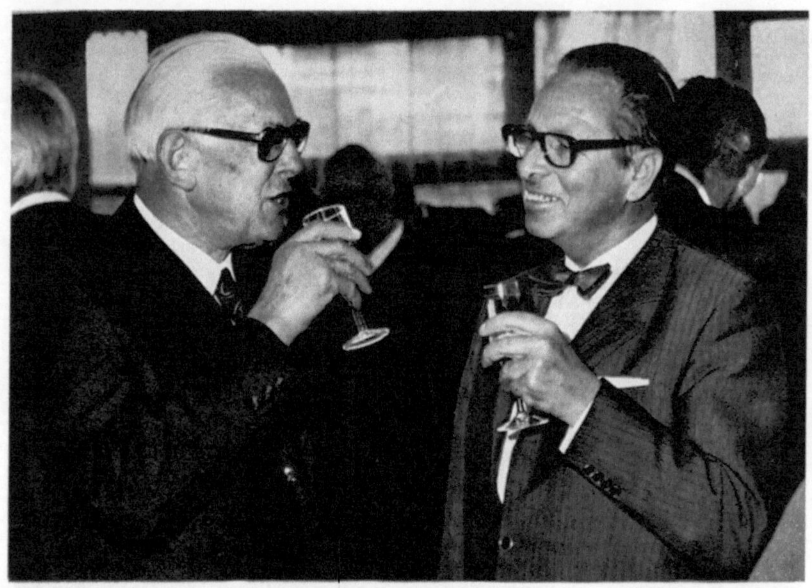

Abb. 25. Nobelpreisträger Prof. BUTENANDT im Gespräch mit Prof. Dr. O. HAXEL, Gründungsmitglied der »Senatskommission für die Errichtung des Deutschen Krebsforschungszentrums an der Universität Heidelberg«, Gründungsmitglied des gleichnamigen Vereins und jetzt Vorstandsmitglied der Gesellschaft für Kernforschung m.b.H., Karlsruhe.

RHEIN-NECKAR-Zeitung – Heidelberg (26. 9. 1972)

Der stattliche Neubau des Deutschen Krebsforschungszentrums Heidelberg wurde gestern Montag eingeweiht. Namhafte Vertreter von Politik und Wissenschaft unterstrichen durch ihre Teilnahme an der Feierstunde die Bedeutung dieses Tages für die deutsche Krebsforschung. Die Wissenschaftler haben die fünf Gebäude der ersten Ausbaustufe, die 1964 in einer Bauzeit von nur acht Monaten errichtet worden war, bereits verlassen und in der sogenannten »Betriebsendstufe« am Rande des Neubaugebiets der Heidelberger Universität im Neuenheimer Feld die Arbeit aufgenommen. Ihnen bieten sich in dem größten Forschungszentrum, das es – abgesehen von Kernforschungszentren – in der Bundesrepublik gibt, optimale Arbeitsbedingungen. Das Deutsche Krebsforschungszentrum Heidelberg, mit einem Baukostenaufwand von fast 82 Millionen Mark und Ersteinrichtungskosten von rund 42 Millionen Mark erstellt, gilt als das am modernsten eingerichtete Krebsforschungszentrum der Welt.

HEIDELBERGER TAGEBLATT (25. 9. 1972)

Eine Fülle von Problemen waren für die über 81 Millionen Mark teure Betriebsendstufe dieses Großforschungsinstituts zu lösen: Sie waren städtebaulicher, organisatorischer, planerischer, bautechnischer und konstruktiver Art, wie es der Stiftungsbevollmächtigte und geistige Vater des Zentrums, Professor Dr. Dr. K. H. Bauer, formulierte. Eine »kaum vorstellbar schwierige Aufgabe« hat sich nach seinen Worten den Architekten und Ingenieuren gestellt: »Die neuen Institute der Betriebsendstufe sollten nach dem ›Unter-einem-Dach-Prinzip‹ örtlich zusammengefaßt und dienstleistungsmäßig miteinander verzahnt werden.« Die größten Anforderungen stellte dabei zweifellos das Institut für Nuklearmedizin, »das durch seinen eigenen Forschungsreaktor, durch einen Zyklotron, eine Bettenstation und durch die Verbindung mit der Großcomputeranlage eine bei allen Krebsinstituten erst- und einmalige Kombination vielseitigster Einrichtungen besitzt«.

STAATSANZEIGER BADEN-WÜRTTEMBERG (30. 9. 1972)

Ministerpräsident Dr. FILBINGER betonte in einer Ansprache bei der festlichen Einweihung, das Land Baden-Württemberg habe die Notwendigkeit eines großen Krebsforschungszentrums früh erkannt. Was zunächst mit primitiven Mitteln begonnen worden war, sei in die Sorge der öffentlichen Hand übergegangen. Vor zehn Jahren habe sich die Landesregierung für diesen Weg entschieden. Bund und Land hätten die Baukosten getragen und dabei ein gutes Beispiel der Zusammenarbeit im föderalistischen Staat gegeben. Das Land sei bereit, auch künftig seinen Anteil zu tragen, um das Forschungszentrum nach Kräften zu fördern. Aber die Mittel des Landes seien durch seine schlechte Finanzausstattung und durch seine außerordentlich hohen Belastungen gerade auf dem Gebiet von Bildung und Wissenschaft eng begrenzt. Baden-Württemberg gebe in diesem Jahr rund 4,6 Milliarden DM und damit fast ein Drittel seines gesamten Haushalts für Bildung und Wissenschaft aus. Es unterhalte neun Universitäten und bilde 20 Prozent Studenten mehr aus, als es seinem Bevölkerungsanteil im Bundesgebiet entspreche. Damit sei die Grenze der Leistungsfähigkeit erreicht. Deshalb richte er die Bitte an den Bund, das Deutsche Krebsforschungszentrum Heidelberg als Großforschungszentrum anzuerkennen, mit der daraus folgenden Aufteilung der laufenden Kosten zwischen Bund und Land. In diesem Falle würde der Bund 90 Prozent der laufenden Kosten übernehmen.

STUTTGARTER ZEITUNG (26. 9. 1972)

Das Deutsche Krebsforschungszentrum in Heidelberg wurde am Montag mit der Schlüsselübergabe zunächst an den Stiftungsbevollmächtigten des Krebsforschungszentrums und wesentlichsten Initiator dieser größten bundesdeutschen Forschungseinrichtung, Professor BAUER, und dann an den Direktor des Zentrums, Professor WAGNER, eröffnet. Dieses nach europäischen Maßstäben modernst eingerichtete Krebsforschungszentrum soll die Grundlagenforschung und die unmittelbare Anwendung von Forschungsergebnissen in enger Zusammenarbeit mit der Universität Heidelberg leisten. ... Im Rahmen der Feierstunde wurde Professor BAUER, dessen Aufbauleistung für das Krebsforschungszentrum umfassend gewürdigt wurde, mit der höchsten Auszeichnung der Accademia Tiberina, dem goldenen Äskulap, ausgezeichnet.

Eine fruchtbare Zusammenarbeit zeichnet sich auch mit dem Europäischen Laboratorium für Molekularbiologie ab, das in Heidelberg eingerichtet werden soll und der Erforschung grundlegender Lebensvorgänge dienen wird. Mit der Gewährung eines Zuschusses zum Deutschen Krebsforschungszentrum in Höhe von 75 Mio DM in den Jahren 1964–1972 hat der Bund nur einen ersten Teil seiner wissenschaftlichen Verpflichtungen eingelöst. Nun kommt es darauf an, dem Zentrum in seiner inneren Struktur und Finanzausstattung die Möglichkeit für eine zunehmende produktive Forschungsarbeit zu geben. Ebenso muß die Koordination mit anderen Forschungsvorhaben, die der Krebsverhütung und Krebsbekämpfung dienen, verstärkt ermöglicht werden. Nur wenn es gelingt, allen Wissenschaftlern, die sich die Bekämpfung der Krebskrankheiten zum Lebensziel gemacht haben, unbeschränkten Zugang zu den wissenschaftlichen Erkenntnissen und Einrichtungen zu verschaffen, werden die Kräfte frei, die wir zur Lösung dieser großen Aufgabe der Medizin brauchen.

IL GIORNALE D'ITALIA – Rom (16./17. 11. 1972)

E'sorto in Germania il più grande istituto di cancerologica d'Europa. E'il «Deutsches Krebsforschungszentrum», o più brevemente DKFZ, che é stato costruito a Heidelberg ed inagurato alla presenza delle massime autorità della Repubblica Federale Tedesca, di premi Nobel e scienziati giunti da ogni nazione. L'istituto di Heidelberg è unico nel suo genere. Un modernissimo complesso che raccoglie dal lato scientifico e clinico otto reparti intimamente connessi ed offre possibi-

lità di ricerca in ogni branca della cancerologica, dall' epidemiologica geografico-demografica alla tossicologia e chemioterapia, dalla patologia sperimentale alla biochimica, dallo studio cellulare alla medicina nucleare, alla virologia, comprendendo anche un istituto per la documentazione, informazione e statistica, fornito di computer.
L'inagurazione è stata solenne alla presenza del Presidente della Repubblica, del presidente del Consiglio dei ministri del Baden Wurttemberg, die numerosi ministri, dei più alti nomi della cancerologia europea. Per parte italiana era presente fra gli altri il prof. G. A. Chiurco direttore dell'International Research Center of Precancer Conditions – C.E.S.P.R.E. – di Roma. ...
Valido, ad esempio, il sostegno scientifico data dal DKFZ al CESPRE di Roma. Ricordando l'invito del prof. Bauer a trattare il tema «Precancerosi» nei congressi internazionali di Bruxelles, Mexico City e New York, il prof. Chiurco a nome del presidente dell'Accademia Tiberina di Roma prof. Istomin Duranti, ha consegnato a Heidelberg al prof. Bauer l'«Esculapio d'oro», un' alta onorificenza scientifica.

BADISCHE ZEITUNG – Freiburg/Breisgau (26. 9. 1972)

»Machen wir aus der Not, daß die Bundesrepublik als einziges Land vergleichbarer Kulturhöhe kein nationales Krebsforschungszentrum besaß, die Tugend, daß wir das modernste bekommen.« Diese Worte des Nestors der deutschen Krebsforschung, Professor Karl-Heinrich Bauer, vor rund acht Jahren gesprochen, wurden nun Wirklichkeit: die Betriebsendstufe des »Deutschen Krebsforschungszentrums« auf dem neuen Universitätsgelände in Heidelberg-Neuenheim mit eigenem Atomreaktor, einer Groß-Computeranlage, einem zentralen Versuchstierlabor mit einer Kapazität von 80000 Versuchstieren und mit einem eigenen Glasbläserbetrieb zur Anfertigung von Versuchsgeräten wurde bei ihrer offiziellen Einweihung am Montag von Fachleuten und Politikern als eine der optimalsten Einrichtungen ihrer Art bezeichnet, von der man sich »wegweisende und bahnbrechende Fortschritte im Kampf gegen eine der schlimmsten und heimtückischsten Geißeln der Menschheit« verspricht.

Mit seinen 1109 Räumen ist das Krebsforschungszentrum gut doppelt so groß wie das Heidelberger Schloß. Die reine Nutzfläche beträgt 26000 Quadratmeter. Die Baukosten einschließlich der Erstausstattung an Geräten werden mit rund 150 Millionen Mark beziffert.

Informationen, Bildung, Wissenschaft (19. 10. 1972)

(Presseorgan Bundesminister für Bildung und Wissenschaft)
Am 25. September fand in Heidelberg anläßlich der offiziellen Eröffnung der Betriebsendstufe des Deutschen Krebsforschungszentrums Heidelberg (DKFZ) eine Einweihungsfeier statt.
Bundesminister Dr. Klaus von Dohnanyi hatte bereits in seinem Geleitwort für die zur Eröffnung des Deutschen Krebsforschungszentrums erschienene Festschrift darauf hingewiesen, der Kampf gegen den Krebs könne nur gewonnen werden, wenn viele Disziplinen der Wissenschaft sich zu gemeinsamen Anstrengungen vereinen: »Das Deutsche Krebsforschungszentrum Heidelberg ist für die interdisziplinäre Forschung konzipiert. Diese Zusammenarbeit zu unterstützen und auszubauen, ist eine bedeutsames wissenschaftspolitisches Ziel«.
Im Kampf gegen den Krebs sind die internationale Zusammenarbeit und der schnelle Fluß von Informationen über alle Grenzen und politischen Systeme hinweg unerläßlich. Die vielfältigen Beziehungen des Deutschen Krebsforschungszentrums zu internationalen Organisationen – wie der Weltgesundheitsorganisation, der Internationalen Atomenergieorganisation, Euratom und Forschungseinrichtungen des gleichen Fachgebiets – haben es möglich gemacht, internationale Forschungsvorhaben in Angriff zu nehmen.

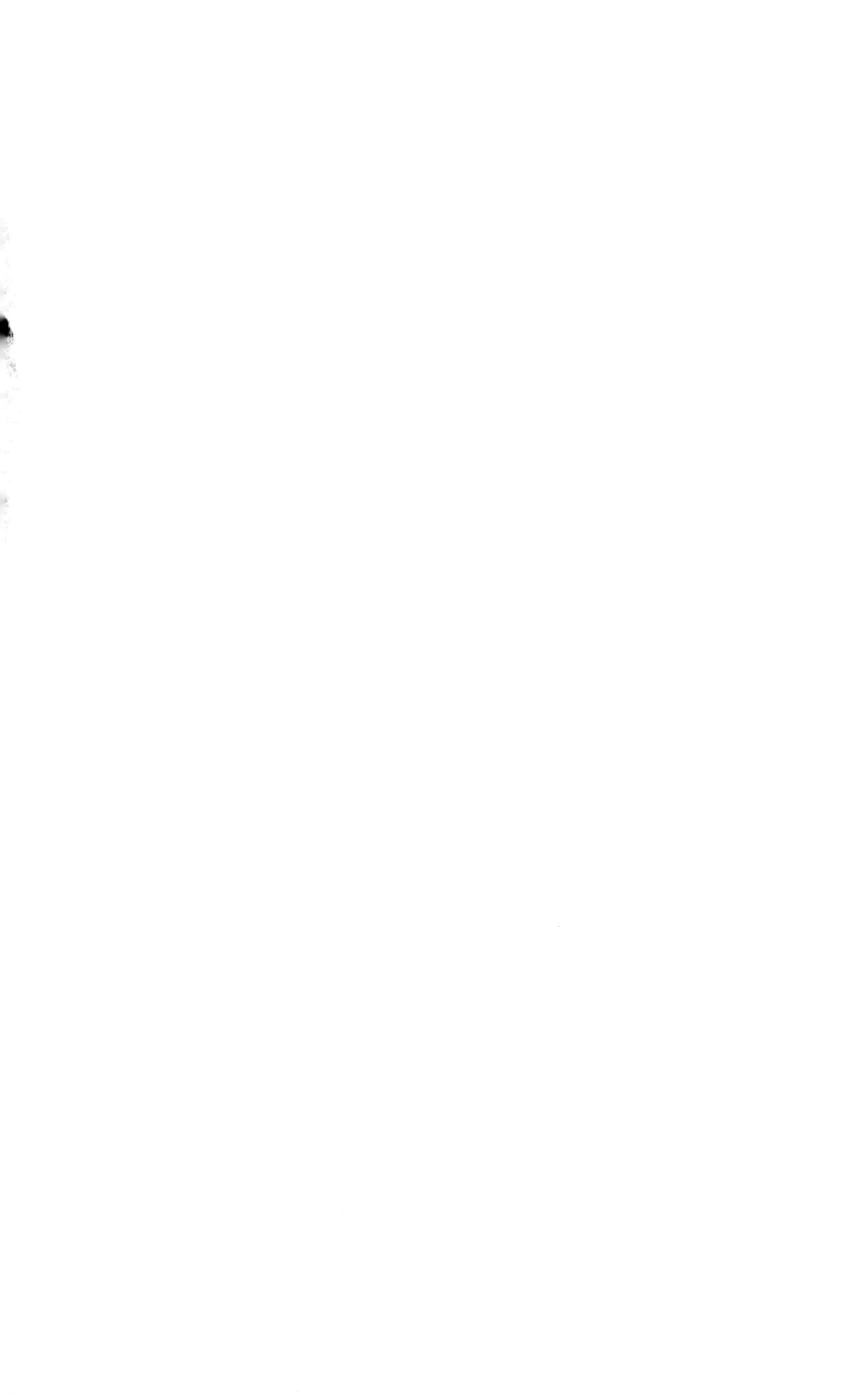